COM UMA PERNA SÓ

OLIVER SACKS

COM UMA PERNA SÓ

Tradução:
LAURA TEIXEIRA MOTTA

COMPANHIA DAS LETRAS

Título original
A leg to stand on

Capa
Hélio de Almeida
sobre ilustração de Zaven Paré

Preparação
Otacílio Fernando Nunes Jr.

Revisão
Isabel Jorge Cury
Beatriz de Freitas Moreira

Dados Internacionais de Catalogação na Publicação (CIP)
(Câmara Brasileira do Livro, SP, Brasil)

Sacks, Oliver W.
Com uma perna só / Oliver Sacks; tradução Laura Teixeira Motta. — São Paulo : Companhia das Letras, 2003.

Título original: A leg to stand on
Bibliografia.
ISBN 85-359-0316-X

1. Nervos periféricos – Feridas e ferimentos – Aspectos psicológicos 2. Neurologistas – Biografia 3. Perna – Feridas e ferimentos – Aspectos psicológicos 4. Pessoas com incapacidades – Biografia 5. Sacks, Oliver W. I. Título.

03-6487 CDD-362.43092

Índice para catálogo sistemático:
1. Pessoas com dificuldades de movimento : Biografia
398.47094

2003

EDITORA SCHWARCZ LTDA.
Rua Bandeira Paulista, 702, cj. 32
04532-002 — São Paulo — SP
Telefone: (11) 3167-0801
Fax: (11) 3167-0814
www.companhiadasletras.com.br

À memória de A. R. Luria

A medicina sempre afirma que a experiência é o teste de suas operações. Platão, portanto, estava certo em dizer que, para tornar-se um verdadeiro médico, um homem precisa ter sofrido todas as doenças que espera curar e todos os acidentes e circunstâncias que deverá diagnosticar. [...] *Em um homem assim eu confiaria. Pois os demais nos guiam como o sujeito que pinta mares, rochas e enseadas sentado à mesa e faz navegar seu modelo de navio em perfeita segurança. Ponha-o na coisa real e ele não saberá por onde começar.*

Montaigne, *Ensaios*, 3.13

ÍNDICE

PREFÁCIO

Thom Gunn escreveu eloqüentemente sobre as "ocasiões" da poesia. A ciência tem suas ocasiões, tanto quanto a arte: às vezes uma metáfora-sonho, como as cobras de Kekulé, às vezes uma analogia, como a maçã de Newton, às vezes um evento exatamente como ele é, a coisa em si, que subitamente explode em uma significância não imaginada, como o "Heureca!" de Arquimedes na banheira. Cada uma dessas ocasiões é uma heureca ou epifania.

As ocasiões da medicina são ensejadas pela doença, pelas lesões, pelos pacientes. A ocasião deste livro foi um traumatismo singular, ou pelo menos um traumatismo com efeitos singulares, resultante de um acidente em uma montanha na Noruega. Sendo médico, eu nunca me vira na condição de paciente, e de repente era ao mesmo tempo médico e paciente. Eu imaginara que minha lesão (um ferimento grave mas sem complicação nos músculos e nervos de uma das pernas) fosse definida e rotineira, e me espantei com a profundidade dos efeitos que ela gerou: uma espécie de paralisia e alienação da perna, que ficou reduzida a um "objeto" aparentemente desvinculado de mim — um abismo de efeitos bizarros e até mesmo aterradores. Eu não tinha nenhuma idéia de como interpretar aqueles efeitos, e senti medo de talvez nunca me recuperar. O abismo foi para mim um horror, e a recuperação, um assombro; desde então, tenho tido uma percepção mais profunda do horror e assombro que espreitam por trás da vida e que se ocultam, por assim dizer, atrás da costumeira superfície da saúde.

Imensamente perturbado e intrigado com esses efeitos estranhos — as ressonâncias centrais, digamos, de uma lesão periférica — e não sendo adequadamente tranqüilizado por meu médico, escrevi ao eminente neuropsicólogo A. R. Luria, de Moscou. Em sua resposta, ele escreveu: "Tais síndromes talvez sejam comuns, mas só muito raramente são descritas". Quando me recuperei da lesão e voltei a exercer minha profissão de médico, constatei que isso era mesmo verdade. Ao longo dos anos, estudei centenas de pacientes, todos com distúrbios singulares da imagem corporal e do ego corporal que eram neurologicamente determinados e essencialmente semelhantes aos que sofri. Discuto resumidamente essas investigações e suas implicações no último capítulo deste livro.

Assim, muitos temas se interligam aqui: os fenômenos neuropsicológicos e existenciais específicos associados à minha lesão e à recuperação, a situação de ser paciente e retornar depois ao mundo lá fora, as complexidades da relação médico-paciente e as dificuldades de diálogo entre ambos, especialmente em um assunto que causa perplexidade aos dois, a aplicação de minhas constatações a um grupo numeroso de pacientes e a reflexão sobre suas implicações e seu significado — tudo isso conduzindo, por fim, a uma apreciação da medicina neurológica atual e a uma visão de como pode vir a ser a medicina neurológica do futuro.

Essa apreciação só veio a ocorrer vários anos depois. Sua ocasião foi uma longa viagem de trem de Boston a Nova York, quando li *Studies in neurology*, de Henry Head (1920): *sua* jornada, tão semelhante à minha, do exame dos efeitos do corte de um de seus nervos aos conceitos mais gerais de imagem corporal e música do corpo. Meu último capítulo foi escrito em uma montanha na Costa Rica, completando a odisséia iniciada na fatídica montanha da Noruega.

Com exceção do último capítulo, o material não é apresentado de forma sistemática. Este livro pode ser visto como uma espécie de novela ou conto neurológico, porém fundamentado na experiência pessoal e em um fato neurológico, como o que Luria descreveu em *The man with a shattered world* e em suas outras "neurografias".

Em todo o processo, recebi grande ajuda e incentivo de Luria, com quem tive o privilégio de manter uma correspondência íntima de 1973 até sua morte, em 1977. Em uma de suas cartas, ele escreveu: "Você está descobrindo um campo inteiramente novo. [...] Por favor, publique suas observações. Talvez isso contribua para alterar a abordagem 'veterinária' dos distúrbios periféricos e para abrir caminho para uma medicina mais profunda e mais humana". Ao saudoso A. R. Luria, pioneiro de uma nova e mais profunda medicina, dedico este livro, com gratidão.

O. W. S.
Londres e Nova York
Setembro de 1983

PÓS-ESCRITO, SETEMBRO DE 1993

Há ocasiões de ver pela primeira vez, de revelação, de *insight*, e ocasiões de rever, de ressonância e de recordação. Toda essa minha experiência de 1974, traumática em certos momentos, ficou "trancada" em mim até a ocorrência de um incidente, cinco anos depois, quando eu passava férias na ilha setentrional de Manitoulin. Ali, certo dia, vi uma porca monstruosa — a famosa porca gigante de Manitoulin — descansando em um prado, com uma ninhada de bacorinhos. Fascinado, e talvez por provocação, chamei a porca, gritei para ela quando ela amamentava as crias. Com uma prontidão aterradora num animal tão imenso, ela se pôs de pé num pulo e arremeteu contra mim. À medida que ela se aproximava, eu, em pânico, tinha a impressão de que sua cabeçorra ficava cada vez mais gigantesca, finalmente ocupando todo o universo. Esse crescimento apavorante, semi-alucinatório, me fez reviver meu encontro com o touro na Noruega. Voltei para meu chalé e escrevi um texto curto, "A porca", e então, em ato contínuo, escrevi "O touro na montanha" (como foi intitulado o primeiro capítulo deste livro quando foi publicado separadamente). Parti desse texto para completar o livro. Se um touro foi a ocasião de meu acidente — toda a experiência —, uma porca foi a ocasião de sua recordação, este livro.

Fiz uma ligeira revisão do texto para esta edição, com certas adições e o acréscimo de algumas notas de rodapé. A maior alteração foi a restauração da versão original (inglesa) do último capítulo ("Compreendendo") no lugar da versão das edições americanas prévias, intitulada "A longa estrada". A adição mais substancial é um novo Posfácio, no qual me empenho em compreender toda a experiência com base em algumas concepções novas e empolgantes sobre cérebro e mente. Por fim, acrescentei uma breve bibliografia comentada, que inclui uma história bibliográfica deste livro.

1

A MONTANHA

Aquele mundo de silêncios ilimitados nada tinha de hospitaleiro; recebia o visitante que se dispusesse a correr os riscos, ou melhor, não o recebia, apenas tolerava com mau augúrio a penetração em seu reduto: tornava-o cônscio da ameaça dos elementos, uma ameaça nem mesmo hostil, mas impessoalmente letal.

Thomas Mann, *A montanha mágica*

O sábado, dia 24, começou carregado e sombrio, mas com a promessa de tempo bom mais tarde. Eu podia começar a escalada cedo, através dos pomares e bosques no sopé da montanha, e por volta do meio-dia, calculei, chegaria ao topo. A essa altura, talvez, o tempo teria clareado, e haveria uma vista magnífica lá de cima — as montanhas mais baixas a minha volta descendo até o fiorde Hardanger, ele próprio inteiramente visível. "Escalar" faz pensar em subir rochas, em cordas. Mas não se tratava desse tipo de escalada, era simplesmente a subida de uma trilha íngreme na montanha. Eu não antevia problemas nem dificuldades específicas. Ansiava pela caminhada com confiança e prazer.

Logo engrenei minha marcha de caminhada — um andar flexível e ritmado, que cobre distâncias com rapidez. Eu havia partido antes do amanhecer, e por volta das 7h 30 subira talvez uns seiscentos metros. A névoa matinal já havia começado a se dissipar. Entrei então em um sombrio pinheiral onde o avanço era mais lento, em parte devido às raízes emaranhadas na trilha e em parte porque eu me encantava com o mundo da vegetação minúscula à sombra dos pinheiros e parava com freqüência para examinar uma nova samambaia, um musgo, um líquen. Mesmo assim, pouco depois das nove eu cruzara todo o bosque e chegara ao grande cone que formava a montanha propriamente dita e se erguia imponente a 1800 metros acima do fiorde. Para minha surpresa, deparei com uma cerca e um portão naquele trecho, e no portão havia um aviso ainda mais surpreendente:

CUIDADO COM O TOURO!

escrito em norueguês, e, para quem porventura não soubesse ler, um desenho bem engraçado de um homem sendo chifrado.

Parei, examinei o desenho, cocei a cabeça. *Um touro? Aqui em cima?* Que é que um touro estaria fazendo aqui? Nem ovelhas eu tinha visto nas pastagens e campos lá embaixo. Talvez fosse algum tipo de brincadeira pregada no portão pelos aldeões ou por algum excursionista anterior com singular senso de humor. Ou talvez houvesse um touro, pastando em um vasto prado montanhoso, subsistindo com a rala vegetação de relva e arbustos. Mas bastava de especulações. Era prosseguir até o topo. O terreno mudara outra vez. Agora era muito pedregoso, com rochas enormes aqui e ali, mas havia também uma camada superficial leve, barrenta em alguns trechos porque chovera à noite, mas rica em grama e com alguns arbustos esparsos — alimento suficiente para um animal que tinha a montanha toda para pastar. A trilha era muito mais íngreme e bem marcada, mas, pensei comigo, não muito usada. Não era o que se poderia chamar de uma parte populosa do mundo. Eu não vira nenhum visitante além de mim, e os aldeões, imaginei, estavam ocupados demais na agricultura, na pesca e em outras atividades para ficarem passeando pelas montanhas próximas. Tanto melhor. Eu tinha a montanha só para mim! Para a frente, para o alto — embora eu não conseguisse enxergar o topo, já subira, pelos meus cálculos, novecentos metros, e se a trilha adiante fosse simplesmente íngreme, mas não traiçoeira, eu conseguiria atingir o topo ao meio-dia, como planejara. Assim, avancei mantendo um ritmo vigoroso apesar da inclinação do terreno, dando graças por minha energia e robustez, e especialmente por minhas pernas fortes, treinadas por anos de exercícios árduos e levantamento de peso na academia. Por volta das onze horas, quando os movimentos da neblina permitiram, tive meus primeiros vislumbres do topo da montanha — não tão acima de mim — eu *chegaria* lá por volta do meio-dia. Ainda persistia uma névoa tênue aqui e ali, às vezes envolvendo as rochas grandes e dificultando a visibilidade. Ocasionalmente, uma dessas rochas, entrevista em meio à neblina, quase parecia um grande animal agachado, só revelando sua verdadeira natureza quando eu me aproximava. Havia momentos de ambigüidade, em que eu parava, em dúvida, até discernir as formas enevoadas à minha frente... Mas quando aconteceu não foi nada ambíguo!

A verdadeira Realidade não foi um momento assim, não teve nada de ambigüidade ou ilusão. De fato, eu acabara de emergir da neblina e estava contornando uma rocha do tamanho de uma casa, com a trilha acompanhando sua curva e impedindo a visão adiante, e foi essa incapacidade de enxergar à frente que ensejou o *Encontro*. Praticamente pisei no que havia a minha frente — um animal enorme sentado na trilha, na verdade ocupando-a toda, cuja presença estivera oculta pelo contorno arredondado da rocha. Tinha uma cabeçorra chifruda, um estupendo corpanzil alvo e uma enorme face mansa, branca como leite. Permaneceu sentado, impassível com minha presença, extremamente calmo, exceto por virar sua imensa cara branca em minha direção. E nesse momento, em meu terror, ele *mudou*, diante de meus olhos, transformou-se de magnífico em totalmente monstruoso. A cabeçorra branca pareceu aumentar, aumentar, e os grandes olhos bulbosos passaram a irradiar malignidade. A face foi ficando cada vez mais imensa, até eu ter a impressão de que ela encobriria todo o universo. O touro tornou-se hediondo — inacreditavelmente hediondo, hediondo em força, malevolência e dissimulação. Agora parecia expressar o inferno em cada um de seus traços. Tornou-se primeiro um monstro, e então o Diabo.

Mantive a compostura, ou um arremedo de compostura, por um minuto, durante o qual, com perfeita "naturalidade", como quem faz meia-volta ao fim de uma caminhada, mudei meu rumo em 180 graus e comecei a descer com habilidade e elegância. Mas subitamente meu sangue-frio desapareceu, o pavor me dominou e desembestei — uma corrida desvairada, às cegas, descendo a trilha íngreme, barrenta e escorregadia, perdido em trechos de neblina. Pânico cego, louco! — não existe nada pior neste mundo — nada pior e nada mais *perigoso*. Não sei dizer exatamente o que aconteceu. Quando disparei pela trilha traiçoeira devo ter pisado em falso — numa pedra solta, ou no ar. É como se houvesse um instante perdido na memória — há o "antes" e o "depois", mas não o "durante". Num momento eu estava correndo feito um doido, consciente da respiração arquejante e do barulho das passadas, em dúvida sobre se elas provinham do touro ou de mim mesmo, e no momento seguinte eu jazia deitado no fundo de um paredão de rocha baixo e abrupto, minha perna esquerda grotescamente torcida embaixo de mim, e no joelho uma dor como eu nunca havia sentido em toda a minha vida. Estar cheio de força e vigor em um momento e praticamente incapaz no seguinte, vendendo saúde em um momento e inválido no seguinte, com todas as capacidades e faculdades em um momento e sem elas no seguinte — tal mudança, tal brusquidão é difícil de compreender, e a mente tudo faz para encontrar uma explicação.

Minha primeira idéia foi que acontecera um acidente, e que *alguém que eu conhecia* se ferira gravemente. Depois me dei conta de que o alguém era eu, mas com isso veio a sensação de que não era realmente grave. Para demonstrar que não era grave, fiquei em pé, ou melhor, *tentei ficar*, mas desabei, pois a perna esquerda estava completamente mole e desarticulada, cedia debaixo de mim como um fio de espaguete cozido. Não podia sustentar nenhum peso, e vergava, vergava para trás no joelho, fazendo com que eu berrasse de dor. Mas o que me apavorava terrivelmente era muito menos a dor do que o fato de meu joelho ceder, frágil e sem resistência nenhuma, e minha absoluta impotência para impedir ou controlar isso — e a aparente paralisia da perna.

E então o horror, tão esmagador por um instante, desapareceu diante de uma "atitude profissional".

"O.k., doutor", falei para mim mesmo, "o senhor faria a gentileza de examinar a perna?"

Muito profissionalmente, impessoalmente e sem nenhum carinho, como se fosse um cirurgião examinando "um caso", peguei a perna e a examinei — apalpando-a, movendo-a para lá e para cá. Murmurei minhas constatações em voz alta durante o exame, como se falasse para meus alunos:

"Nenhum movimento no joelho, senhores, nenhum movimento no quadril... Observem que todo o quadríceps foi separado da patela. Mas embora ele esteja solto, não se retraiu — está totalmente atônico, o que poderia sugerir também uma lesão no nervo. A patela perdeu sua principal ligação, e pode ser virada — assim! — como um rolamento. É deslocada sem resistência — não há nada para segurá-la. Quanto ao joelho propriamente dito" — e eu ilustrava cada argumento enquanto o enunciava —, "constatamos motilidade anormal, uma amplitude de movimento absolutamente patológica. Ele pode ser flexionado sem nenhuma resistência" — e nesse ponto levei com a mão o calcanhar até a nádega — "e também pode sofrer uma hiperextensão, sem deslocamento aparente" — ambos os movimentos que ilustrei me fizeram gritar. "Sim, senhores", concluí, resumindo minhas constatações, "um caso fascinante! Uma ruptura total do tendão do quadríceps. Músculo paralisado e atônico — provavelmente lesão do nervo. Articulação do joelho instável — parece deslocar-se para trás. Provavelmente rompidos os ligamentos cruzados. Não é possível realmente falar em lesão óssea — mas pode muito bem haver uma ou mais fraturas. Edema considerável, provavelmente líquido tecidual e articular, mas não podemos excluir a laceração de vasos sangüíneos."

Voltei-me para a platéia invisível com um sorriso simpático, como se esperasse aplausos. Então, de súbito, a atitude e a *persona* "profissionais" sucumbiram, e me dei conta de que aquele "caso fascinante" era *eu — eu mesmo,* horrorosamente incapacitado e com grande probabilidade de morrer. A perna estava imprestável — muito mais do que se estivesse fraturada. Eu estava completamente só, próximo ao topo de uma montanha, numa parte erma e esparsamente povoada do mundo. Ninguém sabia meu paradeiro. Isso me atemorizava mais do que tudo. Eu podia morrer ali onde estava, e ninguém ficaria sabendo.

Nunca eu me sentira tão sozinho, tão perdido, tão desamparado, tão absolutamente fora do alcance de ajuda. Até então não me ocorrera quão apavorantemente, gravemente sozinho eu estava. Eu não me sentira "sozinho" quando subira lépido a montanha (nunca me sinto, quando estou me divertindo). Não me sentira sozinho ao examinar meu ferimento (agora eu percebia quanto a "classe" imaginária fora tranqüilizadora). Mas então, de repente, a tenebrosa noção da solidão em que me encontrava se abateu sobre mim. Lembrei que alguém me contara, alguns dias antes, sobre "um idiota de um inglês" que subira essa mesma montanha sozinho, dois anos antes, e fora encontrado uma semana mais tarde, morto pelas inclemências do tempo depois de ter quebrado as duas pernas. Naquela altitude e latitude a temperatura caía muito abaixo de zero à noite, mesmo em agosto. Eu tinha de ser encontrado antes do anoitecer, ou não sobreviveria. Precisava descer mais, se fosse possível, pois assim ao menos haveria alguma chance de eu ser visto. Cheguei a acalentar uma esperança, refletindo sobre a situação, de que talvez conseguisse descer toda a montanha sozinho, com uma perna imprestável; e só muito mais tarde fui perceber que isso era, sobretudo, uma ilusão confortadora. Mas se eu me reanimasse, fizesse o que fosse possível, ainda havia uma chance razoável de êxito.

Subitamente, eu me vi muito calmo e controlado. Antes de mais nada, precisava tratar da perna. Descobrira que, embora qualquer movimento na região do joelho causasse uma dor agonizante, de fato fisiologicamente chocante, o conforto era razoável quando a perna permanecia reta e apoiada no chão. Mas, sem uma estrutura óssea ou "interna" para sustentá-la, ela não tinha proteção contra os movimentos passivos inevitáveis no joelho, que poderiam ser causados por qualquer irregularidade de terreno. Por isso estava claro que eu precisava de uma estrutura externa, de uma tala.

E nisso uma de minhas idiossincrasias me foi útil. O hábito, mais do que qualquer outra coisa, fazia-me carregar um guarda-chuva em todas as situações, e me pareceu muito natural, ou puramente automático, que ao sair para uma caminhada com o tempo ruim (mesmo para subir uma montanha com mais de 1600 metros de altura) eu levasse comigo meu robusto e fiel guarda-chuva. Além disso, ele me servira de bordão na subida. E agora ele chegara a seu momento mais sublime — como tala para minha perna — e sem essa tala eu praticamente não poderia ter me movido. Arranquei o cabo do guarda-chuva e rasguei em duas partes meu anoraque. O comprimento do guarda-chuva era exato — o cabo pesado era quase do mesmo comprimento de minha perna — e eu o fixei enfaixando-o com fortes tiras de meu anoraque, com firmeza suficiente para evitar movimentos involuntários da perna mas não tão apertado que impedisse a circulação. Àquela altura haviam passado vinte minutos, ou possivelmente menos, desde o momento do traumatismo. Era possível que tudo isso tivesse ocorrido em tão pouco tempo? Olhei o relógio para ver se ele havia parado, mas o ponteiro dos segundos estava andando com perfeita regularidade. *Seu* tempo, abstrato, impessoal, cronológico, não tinha relação com meu tempo — *meu* tempo, que consistia unicamente em momentos pessoais, momentos de vida, momentos cruciais. Olhando o mostrador, comparei, na imaginação, o movimento dos ponteiros, em seus giros uniformes, incessantes — a inexorável regularidade do Sol no céu — com minha descida incerta da montanha. Eu não podia pensar em me apressar — isso me esgotaria. Não podia pensar em fazer cera — isso seria ainda pior. Tinha de encontrar o ritmo certo e mantê-lo com firmeza.

Peguei-me então fazendo um grato inventário de minhas posses e recursos em vez de apenas avaliar minha lesão, como antes. Felizmente, portanto, eu não tivera um rompimento de artéria ou de algum vaso importante internamente, pois havia apenas um pequeno inchaço no joelho e a perna não estava realmente fria ou sem cor. O quadríceps aparentemente estava paralisado, era bem verdade — mas não fiz exames neurológicos adicionais. Eu não havia fraturado a espinha nem o crânio na queda. Possuía três membros ilesos e a energia e a força para uma boa luta. E, meu Deus, eu iria lutar! Aquela seria a luta de minha vida — a luta da vida que é a luta *pela* vida.

Eu não podia me apressar — só podia ter esperança. Mas toda esperança desapareceria se eu não fosse encontrado até o cair da noite. Tornei a olhar o relógio, como voltaria a fazer com ansiedade muitas vezes nas horas seguintes. Naquela latitude a noite e o crepúsculo seriam bem longos, começando por volta das seis horas, escurecendo e esfriando gradualmente. Às 7h30 estaria muito frio e seria difícil enxergar. Eu tinha de ser encontrado no máximo até as oito horas. Às 8h30 a escuridão seria total — impossível enxergar e impossível prosseguir. E ainda que, se me exercitasse muito, eu talvez, apenas possivelmente, conseguisse sobreviver durante toda a noite, estava claro que as chances de isso acontecer eram de fato mínimas. Pensei por um momento em "Senhores e servos", de Tolstoi — mas não havia dois para nos mantermos aquecidos. Se ao menos eu tivesse trazido uma companhia! O pensamento voltou-me de repente, nas palavras da Bíblia que eu não lia desde a infância, palavras que não recordei nem trouxe à mente de uma forma consciente: "Melhor é serem dois do que um [...] Porque se caírem, um levanta o companheiro; ai, porém, do que estiver só; pois, caindo, não haverá quem o levante". E imediatamente em seguida me veio a lembrança súbita, com uma clareza eidética, de um animalzinho que eu vira na estrada, de espinha quebrada, arrastando suas pernas traseiras paralisadas. Agora eu me sentia exatamente como aquela criatura. O senso de minha condição humana como algo à parte, algo acima da animalidade e da mortalidade — também isso desapareceu naquele momento, e novamente as palavras do Eclesiastes me vieram à mente: "Porque o que sucede aos filhos dos homens, sucede aos animais; como morre um, assim morre o outro [...] e nenhuma vantagem tem o homem sobre os animais".

Enquanto punha a tala na perna, mantendo-me ocupado, eu novamente "esquecera" que a morte me aguardava. Agora, mais uma vez, foi preciso que o Pregador me lembrasse. "Mas o instinto de viver é forte em mim", gritei. "Quero viver — e, com sorte, talvez ainda viva. Não acho que já seja minha hora de morrer." Novamente o Pregador respondeu, neutro, evasivo: "Tudo tem seu tempo determinado, e há tempo para todo propósito debaixo do céu: Há tempo de nascer, e tempo de morrer; tempo [...]". Essa estranha, profunda clareza sem emoção, nem fria nem cálida, nem severa nem indulgente, mas absolutamente, primorosamente, terrivelmente *verdadeira*, eu já havia encontrado em outros, sobretudo em pacientes, que estavam defrontando a morte e não escondiam a verdade de si mesmos; eu me assombrara, embora de certo modo sem compreender, com o final simples de "Hadji Murad", de Tolstoi — quando Hadji levou um tiro fatal, "imagens sem sentimentos" desfilaram em sua mente; mas agora, pela primeira vez, encontrei isso — em mim.

Essas imagens, e palavras, e sentimentos desapaixonados não me passaram pela cabeça "num segundo", como se diz. Levaram seu tempo — vários minutos, pelo menos —, o tempo que teriam levado na realidade, e não em um sonho; eram meditações, que não se apressaram nem um pouco — mas também não me distraíram minimamente de minhas tarefas. Quem estivesse observando (por assim dizer) não teria me visto "cismando", não teria visto nenhuma pausa. Ao contrário, teria ficado impressionado com meu jeito atarefado e prático, com o modo rápido e eficiente como coloquei a tala na perna, verifiquei tudo rapidamente e me pus a caminho montanha abaixo.

E assim parti, usando um modo de locomoção que nunca havia experimentado — em termos toscos, uma locomoção glútea e trípede. Em outras palavras: eu deslizava para baixo de costas, içando ou remando meu corpo com os braços e usando a perna sã para dar direção, quando necessário para frear, com a perna flácida na tala, pendurada, inerte, à minha frente. Não precisei arquitetar esse modo de deslocamento singular, sem precedentes e — poderíamos pensar — antinatural. Fiz sem pensar, e bem depressa me acostumei com ele. E quem me visse remando com agilidade e vigor encosta abaixo teria comentado: "Ora, ele tem muita experiência. Faz isso todo dia".

Portanto, os que não têm perna não precisam ser *ensinados* a andar de muletas; os movimentos vêm "irrefletidamente" e "naturalmente", como se a pessoa os tivesse praticado, em segredo, a vida toda. O organismo, o sistema nervoso, tem um repertório imenso de "movimentos astuciosos" e "back-ups" de todo tipo — estratégias totalmente automáticas, mantidas "de reserva". Não teríamos idéia dos recursos que existem *in potentia* se não os víssemos ser postos em prática quando necessário.

E assim foi comigo. Aquele era um modo de avanço razoavelmente eficiente, quando a trilha descia contínua e uniforme e não era muito íngreme. Quando não era uniforme, a perna tendia a ficar presa em todo tipo de irregularidade — parecia curiosamente inepta para evitá-las —, e eu a xinguei várias vezes de "estúpida" ou "insensível". Descobri, de fato, que toda vez que o terreno se tornava difícil, eu tinha de ficar de olho naquela perna não só incapaz como estúpida. O mais atemorizante eram os trechos da trilha demasiado escorregadios ou escarpados, pois era difícil não escorregar quase sem controle, terminando numa guinada ou tranco excruciante que vergava meu joelho e deixava patentes as limitações de minha tala improvisada.

Ocorreu-me a certa altura, depois de um choque particularmente lancinante, gritar por socorro, e o fiz com toda a força, dando berros tremendos que pareceram ecoar e ressoar de um pico a outro. Aquele som súbito no silêncio me sobressaltou e atemorizou; de repente me veio o temor de que aquilo pudesse sobressaltar o touro, que eu havia esquecido completamente. Tive uma visão pavorosa do animal, agora furioso por ter sido novamente provocado, desembestando trilha abaixo para me chifrar ou pisotear. Tremendo de terror, e com dor e esforço imensos, dei um jeito de me impelir para fora da trilha até ficar oculto atrás de uma rocha. Ali permaneci por uns dez minutos, até que o silêncio contínuo me tranqüilizou e pude rastejar para fora e prosseguir na descida. Não conseguia decidir se gritar fora tolice e provocação ou se a tolice estava em ter medo de gritar. De qualquer modo, resolvi não gritar mais, e sempre que o impulso me dominava eu mordia a língua, lembrando que ainda estava no território do touro, que ele talvez monitorasse com uma audição apurada; e acrescentava comigo mesmo, para rematar: "Por que gritar? Poupe o fôlego. Você é o único ser humano em centenas de quilômetros quadrados". Assim, desci em absoluto silêncio, não ousando sequer assobiar alto, pois agora sentia por toda parte o touro me ouvindo. Tentei até mesmo abafar o som de minha respiração. E assim as horas passaram, silenciosas, escorregadias...

Por volta da 1h30 — eu estivera em movimento durante duas horas — cheguei novamente ao volumoso riacho com passadeira de pedra que havia hesitado em atravessar mesmo na subida, quando tinha as duas pernas. Evidentemente eu não podia cruzá-lo "remando". Portanto, tinha de me virar e "andar" sobre os braços rigidamente esticados — mesmo assim, apenas minha cabeça ficava fora da água. A correnteza era rápida, turbulenta e gélida, e minha perna esquerda, caindo, sem sustentação, fora de controle, era violentamente sacudida contra as pedras do fundo, e às vezes jogada como um trapo para o lado, fazendo um ângulo reto com meu tronco. Meu quadril parecia quase tão solto quanto a perna, mas não me causava dor — ao contrário do joelho, que doía pavorosamente quando era vergado e deslocado durante a travessia do riacho. Várias vezes senti a consciência afrouxar, e temi desmaiar e me afogar no riacho; ordenei a mim mesmo que agüentasse firme, com palavrões a ameaças.

"Agüente, seu idiota! Agüente se quiser viver. Se desistir, eu *mato* você — e não se esqueça disso!"

Quase perdi os sentidos quando cheguei ao outro lado, tremendo de frio, dor e choque. Sentia-me exausto, prostrado, quase sem forças, e permaneci atordoado, imóvel, por alguns minutos. Então minha exaustão se tornou uma espécie de cansaço, um langor extraordinariamente confortável, delicioso.

"Que gostoso ficar aqui", pensei comigo. "Por que não descansar um pouquinho — um cochilo, talvez?"

O aparente som daquela voz interior branda, insinuante, subitamente me despertou, me deixou sóbrio, me pôs em grande alarme. Ali não era um "lugar gostoso" para descansar e cochilar. A sugestão era letal e me horrorizava, mas eu era embalado por seus tons suaves, sedutores.

"Não", bradei com veemência para mim mesmo. "Essa é a Morte falando — e em sua voz de sereia mais doce, mais fatal. Não a ouça agora! Não a ouça jamais! Você tem de prosseguir, goste ou não. Não pode descansar aqui — não pode descansar em lugar nenhum. Precisa encontrar um ritmo que consiga acompanhar, e continuar com disciplina!"

Essa boa voz, essa voz da "vida", me reanimou e me encheu de resolução. Parei de tremer e de vacilar. Pus-me a caminho mais uma vez, e não tornei a vacilar.

E então vieram em meu auxílio a melodia, o ritmo e a música. Antes de atravessar o riacho eu me movera com *músculos* — por pura força, com meus braços muito fortes. Agora eu me movia com *música*. Não foi de caso pensado, simplesmente aconteceu. Entrei num ritmo, guiado por uma espécie de canção de marchar ou remar, às vezes a Canção dos Barqueiros do Volga, às vezes uma toada monótona que inventei, acompanhada pelas palavras *"Ohne Haste, ohne Rast! Ohne Haste, ohne Rast!"* ("Sem pressa, sem descanso"), içando-me com força a cada *Haste* e *Rast*. Nunca essas palavras de Goethe haviam encontrado melhor uso! Agora eu não precisava mais pensar em ir muito depressa ou muito devagar. Entrando na música, entrando no balanço, eu podia ter certeza de que meu tempo estava certo. Eu me vi perfeitamente coordenado pelo ritmo — ou talvez subordinado fosse um termo melhor: o andamento musical era gerado dentro de mim, e todos os meus músculos respondiam obedientemente — exceto os da perna esquerda, que parecia quieta — ou muda? Nietzsche não havia dito que quando ouvimos música "ouvimos nossos músculos"? Recordei o tempo em que eu remava na faculdade, nós oito respondendo como um só homem à batida, uma espécie de orquestra de músculos regida pelo patrão.

Por alguma razão, com essa "música" diminuiu muito a sensação de uma luta ansiosa e penosa. Havia até uma certa exuberância primitiva, como a que Pavlov denominou "alegria muscular". E então, para me alegrar ainda mais, o sol rompeu as nuvens, massageou-me com seu calor e logo me secou. Com tudo isso, e talvez outras coisas mais, meu clima interior mudou para muito melhor.

Só depois de cantar por algum tempo num baixo ressonante e retumbante, percebi de súbito que tinha me esquecido do touro. Ou, para ser mais exato, eu tinha me esquecido do medo — percebendo, em parte, que ele já não tinha cabimento, e em parte que ele sempre fora absurdo. Agora eu já não tinha lugar para aquele medo, nem para nenhum outro, pois estava repleto de música. E mesmo não havendo uma música no sentido literal (audível), havia a música tocada pela minha orquestra de músculos — "a música silenciosa do corpo", na encantadora frase de Harvey. Com essa execução musical, a musicalidade de meus movimentos, eu mesmo me tornei música — "Você é a música enquanto a música dura". Uma criatura de músculos, movimento e música, tudo isso inseparável e em uníssono — exceto aquela parte desencordoada de mim, aquele pobre instrumento quebrado que não conseguia participar e jazia imóvel e mudo, sem tônus nem tom.

Quando menino, tive um violino que foi brutalmente esmagado num acidente. Senti então por minha perna o que sentira muito tempo atrás por aquele pobre violino quebrado. Misturado à minha alegria e a meu revivescimento do espírito, à música instigadora que eu sentia dentro de mim, havia o sentimento da perda, novo e muito pungente, daquele instrumento musical quebrado que fora outrora minha perna. Eu me perguntava quando ela se recuperaria. Quando voltaria a entoar sua melodia? Quando se juntaria de novo à exultante música do corpo?

Às duas horas, as nuvens haviam se dissipado o suficiente para que eu tivesse uma vista magnífica do fiorde lá embaixo e da minúscula aldeia de onde eu partira nove horas antes. Eu podia ver a velha igreja, onde ouvira a grandiosa *Missa em dó menor* de Mozart na noite anterior, e quase podia discernir — não, eu *podia* discernir — figuras de pessoas nas ruas. Estaria o ar anormalmente, misteriosamente límpido? Ou haveria alguma clareza anormal em minhas percepções? Pensei em um sonho relatado por Leibniz, no qual ele via o mundo de um lugar muito elevado — com províncias, cidades, lagos, campos, povoados, vilarejos, tudo disposto lá embaixo. Se ele quisesse ver uma única pessoa — um camponês arando, uma velha lavando roupa —, bastava dirigir e concentrar o olhar: "Eu não precisava de telescópio, só da minha atenção". E assim acontecia comigo: o tormento do anseio apurava minha visão, uma necessidade violenta de ver meus semelhantes e, mais ainda, de ser visto por eles. Nunca eles me pareceram mais estimados nem mais remotos. Eu me sentia muito próximo, como se os observasse por um poderoso telescópio, e no entanto absolutamente separado, desvinculado de seu mundo. Se eu tivesse uma bandeira, ou uma chama — um rifle, um pombo-correio, um radiotransmissor! Se eu pudesse dar um grito gargantuesco — que fosse ouvido a quinze quilômetros de distância! Pois como eles poderiam saber que havia um semelhante, um ser humano incapacitado, lutando pela vida 1500 metros acima deles? Eu estava ao alcance da visão de meus salvadores, mas provavelmente morreria. Havia em meu sentimento algo impessoal, ou universal. Eu não teria gritado "Salvem *a mim,* Oliver Sacks!", mas "Salvem esta criatura viva ferida! Salvem a *vida*!", a súplica muda que conheço tão bem de meus pacientes — a súplica de *toda* vida diante do abismo, quando ela é intensamente, vividamente, genuinamente viva.

Passou uma hora, e outra, e mais outra, sob um glorioso céu sem nuvens, o sol com um brilho dourado pálido, uma pura luz ártica. Era uma tarde de singular esplendor, terra e ar conspirando em beleza, uma tarde radiante, tranqüila, banhada em serenidade. No decorrer daquelas horas azuis e douradas, prossegui firmemente em minha jornada montanha abaixo, e a locomoção se tornara tão regular, tão sem dificuldades que minha mente podia mover-se livre das amarras do presente. Meu humor tornou a mudar, embora só mais tarde eu fosse perceber. Lembranças esquecidas havia muito tempo, todas felizes, surgiram-me espontaneamente: primeiro, de tardes de verão, ensolaradas de alegria e beatitude — tardes cálidas de sol com minha família e amigos, tardes de verão de minha meninice. Centenas de recordações me passavam pela mente no espaço entre uma rocha e outra, e no entanto cada uma delas era rica, simples, ampla, completa, não dava a sensação de estar sendo revivida às pressas.

Também não era um rápido perpassar de rostos e vozes. Eram cenas inteiras revividas, conversas inteiras reproduzidas, sem a menor abreviação. As lembranças mais antigas eram todas de nosso jardim — nosso velho e grande jardim em Londres, como ele era antes da guerra. Chorei de alegria quando o revi — nosso jardim com suas velhas e belas grades de ferro intactas, o gramado vasto e lisinho, recém-cortado e aplainado (o imenso rolo compressor ali no canto), a rede de listras laranja, com almofadas maiores do que eu, na qual eu adorava me enrolar e ficar horas e horas me balançando, e os enormes girassóis de grandes inflorescências que me fascinavam sempre e me mostraram, aos cinco anos de idade, o mistério pitagórico do mundo. (Pois foi naquela época, no verão de 1938, que descobri que aqueles florículos em espiral eram múltiplos de números primos e tive uma visão tão impressionante da ordem e da beleza do mundo que seria um protótipo de todo o fascínio e prazer com a ciência que eu vivienciaria mais tarde.) Todos esses pensamentos e imagens, evocados sem querer, desfilando pela minha mente, eram essencialmente felizes, e essencialmente aprazíveis. Só mais tarde eu me perguntei "Que estado de espírito é esse?" e me dei conta de que era uma preparação para a morte. "Que seus últimos pensamentos sejam todos de gratidão", como disse Auden.

Por volta das seis, muito de repente, notei que as sombras estavam mais longas e que o Sol já não estava alto. Alguma parte de mim, como Josué, havia pensado em parar o Sol a meio caminho, prolongar até a eternidade a tarde dourada e azul. Agora, abruptamente, vi que a noite vinha caindo e que em uma hora, mais ou menos, o sol se poria.

Não muito depois disso, cheguei a um longo serro transversal com uma vista desimpedida do povoado e do fiorde. Eu havia passado por aquele serro por volta das dez da manhã: fora mais ou menos o meio do caminho entre o portão e o ponto onde caí. Portanto, o que eu levara pouco mais de uma hora para subir, precisei, inválido, de quase sete horas para descer. Percebi o gritante erro otimista de cálculo — comparar minhas "remadas" com passadas largas, quando elas eram, como eu agora podia ver, seis vezes mais lentas. Como eu pudera imaginar que uma tinha a metade da velocidade da outra e que a subida partindo de uma planície agrícola relativamente quente e populosa, que demorara umas quatro horas, podia ser percorrida na volta em apenas duas vezes esse tempo, deixando-me ao alcance da casa de fazenda mais próxima ao crepúsculo ou à notinha? Eu me agarrara, como a um cobertor quente, durante as longas horas de minha jornada — intercalada com meus pensamentos exaltados —, à doce e alentadora visão de uma casa de fazenda aquecida e simpática à minha espera, luzindo suave como um interior holandês, com uma dona de casa maternal, roliça e baixota que me daria de comer e me reviveria com carinho e leite quente enquanto seu marido, um gigante sisudo, iria ao povoado buscar ajuda. Essa visão me sustentara secretamente durante todas as intermináveis horas de minha descida, e agora desaparecia, inopinadamente, como uma vela ao apagar-se, na gélida claridade daquele alto serro transversal.

Eu podia ver, agora, o que estivera envolto em névoas durante a subida pela manhã, quanto o povoado ainda estava longe, inatingivelmente longe. E mesmo assim, embora a esperança acabasse de dar o último suspiro e morrer, consolei-me por ver o povoado, e especialmente a igreja, dourada, ou mais exatamente carmesim agora, na longa luz do fim de tarde. Eu podia ver um ou outro devoto a caminho do serviço noturno, e tive a estranha convicção de que o serviço era por mim. Voltou-me a lembrança, agora eletrizante, de como eu me sentara naquela igreja ainda na noite anterior e ouvira a *Missa em dó menor*, e tão vívida era essa recordação que eu podia realmente ouvi-la — ouvi-la com tanta nitidez que me perguntei, por um longo segundo, se ela estava sendo cantada outra vez lá embaixo, e subia até mim, milagrosamente, soprada por algum truque do ar. Ouvindo, profundamente comovido, lágrimas no rosto, de repente percebi que não era a *Missa* que eu estava escutando — não, não era a *Missa*, e sim o *Réquiem*. Minha mente, meu inconsciente, tomara um pela outra. Ou seria mesmo — de novo a extraordinária ilusão acústica — seria verdade que eles *estavam* cantando o *Réquiem* lá embaixo para mim?

Pouco depois das sete o sol desapareceu, e pareceu levar consigo toda cor e todo calor do mundo. Não havia nada dos fulgores remanescentes de um pôr-do-sol em uma zona mais temperada — aquele era um fenômeno mais simples, mais severo, mais ártico. O ar subitamente ficou mais cinzento, e mais frio, e o cinzento e o frio pareceram penetrar-me direto na medula.

O silêncio tornou-se intenso. Eu não ouvia mais sons à minha volta. *Eu não me ouvia mais.* Tudo parecia embutido no silêncio. Houve períodos estranhos em que pensei estar morto, nos quais a imensa calma se tornou a calma da morte. As coisas haviam parado de acontecer. Não havia mais o acontecer. Aquele devia ser o começo do fim.

Súbito, inacreditavelmente, ouvi um grito, um longo chamado no estilo tremido dos tiroleses, e me pareceu muito próximo. Virei-me e vi um homem e um menino em pé numa rocha, um pouco acima de mim, e a menos de dez metros da trilha, suas silhuetas recortadas no lusco-fusco. Eu não tinha visto meus salvadores antes de eles me verem. Creio que, naqueles últimos minutos sombrios, meus olhos haviam permanecido fixos na trilha obscurecida à minha frente, ou, talvez, fitado o espaço sem nada enxergar — meus olhos tinham deixado de estar atentos, constantemente varrendo e esquadrinhando, como tinham feito o tempo todo no decorrer daquele dia. Acredito, de fato, que eu me desapercebera totalmente do meio, tendo, em algum nível, desistido de qualquer idéia de salvamento e vida, de modo que o salvamento, quando veio, veio de lugar nenhum, um milagre, uma graça, no último instante. Mais alguns minutos e teria ficado escuro demais para enxergar. O homem que gritou estava abaixando uma espingarda, e o garoto a seu lado tinha uma arma semelhante. Correram na minha direção. Eu não precisava de palavras para explicar minha situação. Abracei os dois, beijei-os — os portadores da vida. Contei, gaguejando num norueguês capenga, o que acontecera lá em cima, e o que não consegui pôr em palavras desenhei na terra.

Os dois riram do desenho que fiz do touro. Muito bem-humorados, aqueles dois, e quando eles riram eu também ri, e de súbito, com as risadas, a tensão trágica explodiu, e me senti intensamente e, digamos, comicamente vivo outra vez. Eu pensava ter tido todas as emoções lá em cima, mas — agora me ocorria — eu não tinha rido uma única vez. Agora não conseguia parar de rir — o riso do alívio, e o riso do amor, aquele riso que vem das entranhas, do centro de nosso ser. O silêncio foi explodido, aquele silêncio mortal que me dominara, como em um feitiço, naqueles últimos minutos.

Os dois eram caçadores de rena, pai e filho, e haviam acampado ali perto. Ao ouvirem barulho lá fora, movimento na vegetação rasteira, haviam saído cautelosamente com as espingardas engatilhadas, pensando na caça que poderiam pegar, e quando espiaram de cima da rocha viram que a caça era eu.

O caçador me deu aquavit, uma bebida escandinava que ele trazia num frasco — aquela aguardente forte era realmente a "água da vida". "Não se preocupe", ele disse, "irei ao povoado, estarei de volta em duas horas. Meu filho ficará com você. Está são e salvo — e aqui o touro não virá!"

A partir do momento em que fui encontrado minhas lembranças tornam-se menos vívidas, menos carregadas. Eu estava nas mãos de outros agora e não tinha mais responsabilidade de agir, ou de sentir. Falei pouquíssimo com o garoto, mas embora quase não conversássemos sua presença muito me reconfortou. Ocasionalmente ele me acendia um cigarro — ou me passava a aquavit que seu pai havia deixado. Tive uma profunda sensação de segurança e hospitalidade. Adormeci.

Em menos de duas horas um pelotão de aldeões robustos chegou trazendo uma maca — na qual me puseram, com considerável dificuldade. A perna mole, que jazera quieta e despercebida por tanto tempo, protestou com veemência, mas eles me carregaram com suavidade, num passo ritmado, na descida íngreme da trilha da montanha. No portão — o portão cujo aviso menosprezei! — fui transferido para uma espécie de trator montanhês. Enquanto ele lentamente descia a encosta aos solavancos — primeiro atravessando os bosques, depois os pomares e plantações —, os homens cantavam juntos baixinho, e passavam a aquavit de mão em mão. Um deles me deu um cachimbo para fumar. Eu estava de volta ao bom mundo dos homens.

2
TORNANDO-ME PACIENTE

> *Que é feito da grandiosa extensão e proporção do homem quando ele próprio se encolhe e se consome até não passar de um punhado de pó?* [...] *Um leito de doente é um túmulo.* [...] *Aqui a cabeça jaz no mesmo nível do pé — postura miserável e (embora comum a todos) inumana!* [...] *Não posso me levantar do leito antes que o médico me autorize, tampouco posso dizer-me capaz de me levantar antes de ele assim o declarar. Nada faço, nada sei de mim.*
>
> John Donne, *Devotions*

"Assim, fui salvo — e acabou-se a história." Eu vivera o que pensara ser meu último dia neste mundo, com todos os arroubos emocionais e os pensamentos decorrentes, e agora — para minha incrédula surpresa e alegria — eu me via perfeitamente de volta ao mundo, e com uma estúpida perna quebrada, ainda por cima. Desse ponto em diante deixou de existir, em certo sentido, uma "história", ou um "estado de espírito" específico para dar tensão e encadeamento aos dias subseqüentes. Por isso, é difícil escrever sobre eles — difícil até mesmo recordar-me deles vividamente. Eu tinha observado isso na montanha, tão logo me vi certo, tranqüilizado, seguro de estar salvo — uma súbita renúncia aos sentimentos, talvez exausto deles —, pois sentimentos profundos e arrebatadores já não eram necessários, já não eram apropriados à minha posição, agora mudada e, por assim dizer, prosaica — num enorme contraste com a tragédia, a comédia e a poesia na montanha. Eu retornara à prosa, ao corriqueiro, e, sim, à trivialidade do mundo.

Mas estava para acontecer uma outra história, ou, talvez, outro ato nesse mesmo drama estranho e complexo, que na época me seria totalmente surpreendente e inesperada e quase além do que eu podia compreender ou acreditar. Pensei nela, por algum tempo, como duas histórias separadas, e só gradualmente fui me dar conta de que eram essencialmente ligadas. Porém, no que diz respeito aos sentimentos nesse período, os quatro dias subseqüentes foram um tanto embotados — embora neles ocorresse uma operação muito abrangente e essencial, a operação que liga as duas histórias —, e eu só consigo recordar certos pontos altos, e pontos baixos, que se destacaram na monotonia geral dessa fase.

Fui levado ao médico local — um rubicundo filho da terra, com clientela espalhada por mais de cem quilômetros quadrados naquela agreste região de montanhas e fiordes —, que fez um exame pronto e decidido, porém sem pressa.

"Você sofreu uma ruptura total do quadríceps", declarou. "Não sei o que mais. Precisa ser levado para o hospital."

Ele providenciou uma ambulância e avisou o hospital mais próximo, em Odda, a cerca de noventa quilômetros dali.

Pouco depois de eu ter sido instalado na pequena enfermaria em Odda — o hospital funcionava em um chalé, com apenas uns doze leitos e instalações simples para atender as necessidades comuns da comunidade —, entrou uma enfermeira, uma criatura encantadora, apesar da indescritível rigidez e falta de graça em seus movimentos.

Perguntei como se chamava.

"Enfermeira Solveig", ela respondeu, empertigada.

"Solveig?", exclamei. "Isso me lembra *Peer Gynt*!"

"*Enfermeira* Solveig, por favor — e meu nome não importa. Agora, por gentileza, vire-se de bruços. Tenho de colocar o termômetro retal."

"Enfermeira Solveig", repliquei, "não poderia tomar a temperatura oral? Estou sentindo muita dor, e este maldito joelho vai acabar comigo se eu me virar."

"Não posso fazer nada", ela retrucou friamente. "Tenho ordens, e devo cumpri-las. É uma regra do hospital — temperatura retal na admissão."

Pensei em argumentar, ou suplicar, ou protestar, mas a expressão no rosto dela disse que seria inútil. Servilmente, virei-me de bruços, e a perna, sem sustentação, caiu e se dobrou no joelho, com uma dor excruciante.

A enfermeira Solveig inseriu o termômetro e desapareceu — desapareceu por mais de vinte minutos (marquei o tempo). Também não respondeu à campainha, nem voltou, até que eu aprontasse uma algazarra.

"Devia se envergonhar!", ela esbravejou, retornando rubra de raiva.

O paciente ao meu lado, um rapaz com muita dificuldade para respirar devido a uma grave asbestose, tendo bons conhecimentos de inglês coloquial, cochichou: "É um horror, essa aí. Mas as outras são simpáticas".

Depois de medida minha temperatura, fui levado para tirar radiografias da perna.

Tudo corria bem até que a técnica, sem pensar, ergueu minha perna pelo tornozelo. O joelho se dobrou para trás e instantaneamente se deslocou, o que me fez soltar um berro. Vendo o que aconteceu, ela imediatamente amparou o joelho com a mão e, com muita suavidade e delicadeza, baixou-o até a mesa.

"Desculpe, eu não tinha a mínima idéia", ela se afligiu.

"Não tem importância", respondi. "Não houve dano. Foi totalmente sem querer. Com a Enfermeira Solveig é de propósito."

Esperei na maca enquanto a médica olhava as radiografias. Ela era clínica geral, uma mulher simpática e maternal, de plantão naquela noite no hospital para as emergências. Nenhuma fratura nos ossos longos, ela disse — não foi possível examinar nem radiografar o joelho. Ela nunca tinha visto uma lesão como aquela, mas achava que provavelmente era apenas uma ruptura do quadríceps, embora isso só pudesse ser determinado na cirurgia. Era uma operação grande, ela explicou — "mas direta", acrescentou imediatamente, com um sorriso, vendo meu óbvio medo. Talvez eu tivesse de ficar de cama por até três meses. "Provavelmente menos, mas é bom estar preparado." O mais aconselhável seria fazê-la em Londres. A Cruz Vermelha providenciaria o transporte até Bergen — uma viagem com belas paisagens, para quem está com ânimo — e de Bergen para Londres havia muitos aviões...

Telefonei para meu irmão, médico em Londres. Ele pareceu preocupado, mas me apressei em tranqüilizá-lo. Ele disse que cuidaria de tudo, que eu não me preocupasse.

Mas a preocupação era inevitável, e enquanto eu jazia em meu leito de hospital em Odda — mandaram-me de volta para lá depois de ter sido examinado pela médica — com o homem arquejando e tossindo de um lado e um coitado, um moribundo com uma sonda, do outro, fiquei miseravelmente angustiado. Tentei dormir — haviam me dado um sedativo — mas era difícil desviar a mente da perna, ainda mais que o menor movimento do joelho causava dores fortíssimas. Eu tinha de me manter quase imóvel, o que não ajudava a adormecer.

Assim que eu começava a cochilar e relaxava, movimentos involuntários me acordavam de supetão, com uma violenta dor no joelho. A boa doutora foi consultada, e recomendou a colocação de um gesso temporário para imobilizar o local.

Voltando para a cama com meu gesso novo, adormeci instantaneamente, de óculos e tudo, pois eu ainda estava com eles quando despertei, às seis horas, de um sonho em que a perna inteira estava sendo espremida num torno. Acordei e descobri que a perna estava realmente sendo espremida, mas não em um torno. Inchara tremendamente — a parte que eu podia ver lembrava uma abóbora — e estava obviamente sendo constringida pelo gesso. O pé estava muito inchado, e frio devido ao edema.

Cortaram o gesso longitudinalmente de ponta a ponta, e com o alívio da pressão e da dor tornei a adormecer de imediato, num sono bom e profundo, até que uma aparição espantosa entrou no quarto; esfreguei os olhos, pensando estar sonhando ainda. Um jovem — por alguma razão vestido num ridículo avental branco — entrou *dançando,* com grande leveza e agilidade, depois saltitou pelo quarto e parou à minha frente, flexionando e estendendo ao máximo cada perna como um bailarino. De repente, de surpresa, ele pulou em cima de minha mesinha-de-cabeceira e me lançou um sorriso travesso. Depois pulou de novo para o chão, pegou minhas mãos e, sem nada dizer, pressionou-as na parte dianteira de suas coxas. De cada lado, senti uma nítida cicatriz.

"Está sentindo, não?" ele perguntou. "Eu também. Dos dois lados. Esquiando... Veja!" E deu outro salto nijinskiano.

De todos os médicos que eu já vira, ou que veria depois, a imagem desse jovem cirurgião norueguês permanece a mais vívida e terna em minha mente, pois *em sua pessoa* ele encarnava a saúde, a coragem, o humor — e uma maravilhosa, ativa empatia pelos pacientes. Não falava como um livro de medicina. Mal falava — ele agia. Pulou e dançou e me mostrou seus ferimentos, ao mesmo tempo me mostrando sua perfeita recuperação. Sua visita fez com que eu me sentisse incomensuravelmente melhor.

A viagem a Bergen — seis horas de ambulância em estradas de montanha — foi mais do que bela. Foi como uma ressurreição. Empoleirado em minha maca alta, no fundo da ambulância, regalei meus olhos no mundo que eu quase perdera. Nunca ele me parecera tão encantador, ou tão novo.

Entrar no avião em Bergen foi uma experiência enervante. Eles não estavam equipados para receber uma ambulância, por isso tive de ser içado até o corredor e colocado obliquamente em duas poltronas da primeira classe. Pela primeira vez eu me senti um tanto rabugento e impaciente, com uma espécie de inquietação irritadiça e ansiosa que me era difícil controlar.

O comandante, um homem troncudo que lembrava um velho bucaneiro, foi sensível e gentil.

"Não adianta se afligir, meu filho", aconselhou ele, com a manzorra em meu ombro. "A primeira coisa quando se é um paciente é: aprenda a ter paciência!"

Ao ser levado de ambulância do aeroporto de Londres para o grande hospital onde eu seria operado no dia seguinte, meu bom humor e minha sanidade começaram a me abandonar, deixando no lugar um tremendo pavor. Não posso chamá-lo de pavor da morte, embora isso sem dúvida estivesse contido no que eu sentia. Era, antes, um pavor de alguma coisa atroz, inominável e secreta — um sentimento de pesadelo, sinistro e ominoso, que na montanha eu absolutamente não sentira. Ali, de um modo geral, eu me defrontara com o que a realidade me reservava, mas agora eu sentia uma distorção emergir, tomar posse. Eu a via, eu a sentia, e me achava impotente para combatê-la. Ela não queria desaparecer, e o máximo que eu podia fazer era cerrar os dentes e agüentar firme murmurando para mim mesmo uma litania de tranqüilização e bom senso. A viagem de ambulância fora ruim, em todos os sentidos — e por trás do pavor (que eu, sendo seu criador, não conseguia sufocar) eu sentia o delírio embalando minha mente — um delírio como o que eu conhecia muito bem, quando menino, sempre que tinha febre ou uma de minhas enxaquecas. Meu irmão, na ambulância comigo, observou isso e comentou:

"Calma agora, Ollie, não vai ser assim tão ruim. Mas você está *mesmo* com uma palidez horrorosa, suando frio, indisposto. Acho que está com febre, e parece ter intoxicação e choque. Tente descansar. Fique tranqüilo. Nada terrível vai acontecer."

Sim, eu tinha mesmo febre. Sentia-me arder e gelar. Medos obsessivos me corroíam a mente. Minhas percepções eram instáveis. As coisas pareciam mudar — perder sua realidade e se tornar, nas palavras de Rilke, "coisas feitas de medo". O hospital, um prosaico edifício vitoriano, por um momento me pareceu a Torre de Londres. A maca de rodas em que fui posto me fez pensar numa carreta de levar condenados à guilhotina, e o minúsculo quarto que me deram, de janela lacrada (fora improvisado no último minuto, pois todas as enfermarias e alas secundárias estavam lotadas), deu-me a impressão de ser a famigerada "Little Ease", uma câmara de tortura da Torre que, de tão pequena, não permitia que se ficasse em pé nem deitado. Depois eu me afeiçoaria muito ao meu quartinho acolhedor como um útero, e porque ele não tinha janela eu o batizei de "Mônada". Mas naquela medonha, ominosa noite do dia 25, dominado pela febre e pela neurose fantástica, tremendo com um pavor secreto, todas as minhas percepções eram equivocadas, e eu nada podia fazer.

"Execução amanhã", disse a recepcionista de Internações.

Sei que devo ter ouvido "*Operação* amanhã", mas o sentimento de execução eclipsou o que ela disse. E se meu quarto era "Little Ease", também era a Cela dos Condenados. Eu podia visualizar, com a nitidez da alucinação, a célebre gravura de Fagin em sua cela. Meu humor negro me consolou, contrabalançou meus delírios e me ajudou a suportar outras bizarrias da internação. (Só mais adiante, na enfermaria, o lado humano aflorou.) E a essas fantasias grotescas somaram-se as realidades da internação, a sistemática despersonalização que acompanha o tornar-se paciente. Nossas roupas são substituídas por um anônimo camisolão branco, o pulso é cingido por uma pulseira de identificação com um número. Tornamo-nos sujeitos a regras e regulamentos da instituição. Não somos mais agentes livres; deixamos de ter direitos; não estamos mais no mundo em geral. Há uma estreita analogia com tornar-se prisioneiro, e uma humilhante recordação do primeiro dia no colégio interno. Deixamos de ser uma pessoa — passamos a ser um recluso. Compreendemos que isso é uma proteção, mas é também apavorante. E eu fui dominado, oprimido por esse pavor, esse sentimento e temor elementar da degradação, durante todas as intermináveis formalidades da internação, até que — de súbito, maravilhosamente — o lado humano aflorou, o primeiro delicioso momento em que fui tratado como eu mesmo, e não meramente como uma "internação" ou uma *coisa*.

De repente, em minha cela de condenado irrompeu uma enfermeira bonachona e jovial, com sotaque do Lancashire, uma pessoa, uma mulher, simpática — e cômica. Ela "chorou de tanto rir", como ela mesma disse, quando tirou as coisas de minha mochila e encontrou cinqüenta livros e praticamente nenhuma roupa.

"Ah, doutor Sacks, o senhor tem um parafuso a menos!", disse ela, prorrompendo numa animada gargalhada.

E então eu também ri. E nessa saudável risada a tensão se dissipou e os demônios desapareceram.

Logo que me acomodei, recebi a visita do interno e do residente. Tivemos algumas dificuldades com "a história", pois eles queriam saber os "fatos relevantes", e eu queria contar tudo — a história inteira. Além disso, eu não sabia direito o que poderia ou não ser "relevante" nas circunstâncias.

Examinaram-me do melhor jeito possível com o gesso. Parecia apenas um rompimento do tendão do quadríceps, disseram, mas um exame completo só seria possível sob anestesia geral.

"Por que geral?", indaguei. "Não poderia ser espinhal?"

Pois assim eu poderia *ver* o que estava acontecendo. Responderam que não, que a anestesia geral era a regra em casos como esse, e além disso (sorriram) os cirurgiões não iriam querer que eu ficasse falando e fazendo perguntas durante toda a operação!

Eu quis argumentar, mas algo no tom de voz e nos modos dos dois me fez desistir. Eu me sentia curiosamente impotente, como diante da enfermeira Solveig em Odda, e pensei: "Então é *isso* que significa ser paciente? Pois bem, sou médico há quinze anos. Agora verei o que significa ser paciente".

Eu estava exageradamente preocupado. Percebi isso assim que refleti um pouco. Eles não tinham tido a intenção de ser inflexíveis ou peremptórios. Pareciam bem simpáticos, de um jeito impessoal: sem dúvida não tinham autoridade naquela questão; seria melhor eu perguntar a meu cirurgião pela manhã. Haviam dito que a operação estava marcada para as 9h30, e que o cirurgião — um tal de dr. Swan — primeiro viria me ver para um bate-papo.

Pensei: "Droga, detesto a idéia de ser posto para dormir, de abrir mão da consciência e do controle". Além disso, e o mais importante, toda a minha vida fora direcionada para a percepção e a observação — me negariam a oportunidade de observação *justo agora*?

Telefonei a meus parentes e amigos para avisar sobre o que acontecera e estava acontecendo e dizer que, se por um infeliz acaso eu morresse durante a cirurgia, gostaria e pedia que eles fizessem excertos apropriados de minhas anotações e de outros textos não publicados e os publicassem como achassem melhor.

Depois desses telefonemas, achei que deveria formalizar a situação, e assim escrevi tudo numa linguagem de tom jurídico, datei e pedi a duas enfermeiras que testemunhassem minha assinatura. Sentindo que "cuidara" de tudo — ou de tudo que estava em meu poder cuidar —, adormeci sem dificuldade; e dormi um sono bom e profundo até pouco antes das cinco, quando acordei com a boca horrivelmente seca, um pouco febril e com o joelho latejando. Pedi água, mas me disseram "jejum total" — nada por via oral no dia da operação.

Aguardei com ansiedade a vinda de Swan. Seis horas, sete horas, oito horas... Ele não vem?, perguntei à enfermeira-chefe, uma mulher de aparência intimidante, com um severo uniforme azul-escuro (a enfermeira bonachona da noite anterior usava uniforme listrado).

"O doutor Swan virá quando achar melhor", ela respondeu, azeda.

Às 8h30 uma enfermeira chegou para me dar a pré-medicação. Falei que precisava conversar com o cirurgião sobre a anestesia espinhal. Não há problema, ela disse: a pré-medicação é a mesma para anestesia geral e espinhal.

Eu quis argumentar que talvez estivesse grogue com a medicação, incapaz de pensar com clareza quando o dr. Swan viesse. Ela disse para eu não me preocupar, que ele chegaria a qualquer momento, antes de a pré-medicação ter tempo de agir. Não insisti no assunto — e me deixei medicar.

Logo fiquei com a boca seca e comecei a enxergar fosfenos — pontos e lampejos diante dos olhos — e me senti aéreo, meio apatetado. Toquei a campainha para chamar a enfermeira-chefe. Eram 8h45 — eu não tirara os olhos do relógio desde a injeção. Perguntei o que haviam me dado. O usual, ela respondeu — fenergan e hioscina, usados para o "sono crepuscular". Gemi por dentro — eu ficaria impotente, amolecido pela medicação.

Dr. Swan apareceu às 8h53 e me encontrou fitando o relógio. Pareceu-me por um momento ser um homem tímido, mas essa impressão desapareceu no instante em que ouvi sua voz enérgica, animada.

"Olá, como estamos hoje?", ele bradou.

"Vamos levando", respondi, com voz ébria.

"Nada com que se preocupar", ele prosseguiu energicamente. "Você rompeu um tendão. Nós o religamos. Restauramos a continuidade. E pronto... é só isso!"

"Mas...", falei devagar — só que ele já tinha saído do quarto.

Com grande esforço, pois me sentia lerdo e meio preguiçoso por causa da pré-medicação, toquei a campainha e pedi a presença da enfermeira-chefe.

"O que foi?", ela perguntou. "Por que me chamou?"

"O doutor Swan", respondi, enunciando as palavras meticulosamente. "Ele não ficou muito tempo. Só entrou e saiu. Parecia estar com muita pressa."

"Mas que coisa!", bufou a enfermeira. "Ele é um homem ocupadíssimo. O senhor tem sorte de ele ter ao menos vindo aqui."

Uma última lembrança — antes de ficar inconsciente... O anestesista pediu que eu contasse alto enquanto ele injetava Pentothal por via intravenosa. Assisti, curiosamente isento de emoções, quando ele pegou a veia, retirou um pouco de sangue por segurança e lentamente injetou. Não notei coisa alguma — absolutamente nenhuma reação. Quando cheguei ao nove, algum impulso me fez olhar o relógio. Eu queria captar meu último momento de consciência e, talvez, me concentrando, segurar-me nele. Assim que olhei, percebi que estava faltando alguma coisa.

"O ponteiro dos segundos", falei, com uma clareza de bêbado. "Ele parou mesmo ou é uma ilusão?"

O anestesista deu uma olhada e disse: "É, parou. Deve estar emperrado".

Com isso, perdi a consciência, pois não me lembro de mais nada.

Minha lembrança seguinte, ou a primeira lembrança depois de ter recobrado os sentidos, não merece a qualificação de "seguinte". Eu estava na cama, e tinha a impressão de que alguém me sacudia ou dizia meu nome. Abri os olhos e deparei com o interno debruçado sobre mim.

"Como o senhor está se sentindo?", ele perguntou.

"Como eu estou me sentindo?", retruquei, com uma voz tão grosseira e violenta que mal reconhecia como minha. "Vou lhe dizer como estou me sentindo! Eu estou fodido, péssimo. Que diabo está acontecendo? Poucos minutos atrás meu joelho estava bem, e *agora* dói como o diabo — que merda!"

"Não foi há poucos minutos, doutor Sacks", ele explicou. "Foi há sete horas. O senhor foi operado, lembra-se?"

"Meu Deus!", exclamei, estarrecido. Não me ocorrera que eu fora, ou poderia ter sido, operado. Não havia nenhuma noção de "seguinte" ou "durante" — de que o tempo havia passado, ou de que qualquer coisa havia "acontecido".

"Ora, ora", falei, de ânimo arrefecido. "Como foi?"

"Bem", ele comentou com brandura. "Sem problema nenhum."

"E o joelho," continuei, "foi examinado minuciosamente?"

Ele hesitou, ou pareceu hesitar um pouco. "Não se preocupe", falou por fim. "O joelho ficará bom. Não mexemos nele. Achamos que estava perfeito."

Não me tranqüilizei totalmente com o que ele disse, ou com seu tom de voz, e meu último pensamento, antes de mergulhar no sono outra vez, foi que eles poderiam ter deixado passar alguma lesão crucial no joelho, e que talvez eu não estivesse em mãos inteiramente confiáveis.

Com exceção da conversa com o interno, de que me lembro com exatidão, e que registrei praticamente com as mesmas palavras, quase não tenho lembranças coerentes das 48 horas seguintes à operação. Estive febril, intoxicado e em choque, com uma dor fortíssima no joelho. Davam-me doses de morfina a cada três horas. Tive períodos de delírio, dos quais nada me lembro. Sentia-me horrivelmente nauseado e com uma sede intensa, mas só me permitiam tomar raros goles de água. Não conseguia urinar, e foi preciso que me pusessem uma sonda.

Assim, não recobrei realmente os sentidos até a noite de quarta-feira, dois dias depois da operação — dois dias que, em grande medida, foram perdidos, pelo menos no que diz respeito a uma consciência coerente e consecutiva. Retomei a consciência de um modo muito súbito, com o desaparecimento da febre e do delírio e uma melhora tão significativa na dor que foi possível parar com as injeções e retirar a sonda — sim, a sonda, aquela abominação, e pude desfrutar o prazer de fazer xixi livremente. Sentia-me prodigiosamente revigorado na mente e no corpo, o que pode parecer estranho para alguém que passara por uma operação de grande porte, ficara em estado de choque devido à destruição de tecidos e sofrera febre e delírio ainda por cima, mas é assim mesmo. A pessoa dá a volta por cima, como dizem, revigora-se, regenera-se. Quase nasce de novo.

Uma brisa suave e penetrante entrava pela janela — uma suave brisa de fim de tarde, trazendo consigo os sons de pássaros cantando as vésperas no pátio lá fora. Inspirei profundamente com imenso prazer e murmurei uma prece de graças por aquela recuperação rápida e, sim, deliciosa. Noventa e seis horas atrás, refleti, eu tateava na penumbra numa gelada montanha da Noruega, num mundo de trevas, nas sombras da morte. Agora eu estava de volta ao mundo dos vivos!

Espreguicei-me com prazer — e essa ação, que me fez puxar o gesso, de repente me lembrou que eu estava engessado — e, sim, que havia uma perna dentro do gesso! Bem, lá estava ela — um pedacinho dela, pelo menos, uma borda de coxa em cima, e meu pé, rosado e vivaz, embora bastante inchado, embaixo. Era esplêndido pensar que a continuidade fora restaurada, o tendão estava religado e tudo estava em perfeita ordem. Tudo estava bem, e tudo ficaria bem. Demoraria, sem dúvida. Eu devia prever um mês no hospital, depois mais dois de convalescença. Os músculos definhariam um pouco sob o gesso — muitas vezes eu vira como o quadríceps definhava depressa com o repouso forçado e o desuso — e eu não podia esperar o retorno instantâneo de toda a força e ação da perna... Tudo isso eu compreendia, e aceitava — aceitava de bom grado. Era um preço baixo a pagar por livrar-me da morte ou de uma devastadora incapacidade permanente. O fundamental, sem dúvida, era isto: eu tinha, por milagre, sobrevivido ao acidente, meu ferimento fora reparado por um excelente cirurgião, um exame minucioso durante a operação não indicara nenhuma outra lesão além do tendão, a recuperação seria direta e nenhum tipo de "complicação" fora encontrado nem era esperado.

Seria bom contrair o quadríceps novamente, tornar a *sentir* meu poder e controle, que eu tão inquietantemente perdera quando o tendão se rompera. Agora ele estava ligado de novo, eu poria o músculo para trabalhar outra vez e o fortaleceria o mais rápido possível. Eu sabia muito bem como desenvolver os músculos e a força, pois adquirira grande experiência em meus tempos de levantamento de peso. Eu surpreenderia todo mundo, mostraria do que era capaz!

Sorrindo de antegozo, retesei o quadríceps — e, inexplicavelmente, nada aconteceu, *nada mesmo*. Ou, de qualquer modo, eu não senti nada — mas também não ficara olhando. Talvez houvesse ocorrido apenas uma pequena contração. Tentei de novo — um puxão forte dessa vez — observando com atenção o quadríceps sobre a borda superior do gesso. Nada outra vez — nenhum movimento visível, nem o menor sinal de contração. O músculo jazia imóvel e inerte, indiferente à minha vontade. Tremendo, baixei a mão para apalpá-lo. Havia definhado tremendamente, pois o gesso (que, podia-se presumir, ficara bem ajustado à perna depois da cirurgia) agora me permitia colocar o punho inteiro ali dentro.

Alguma atrofia, pelo menos, era mesmo esperada, devido ao desuso. O que eu *não* esperava, e que achei muitíssimo estranho e preocupante, foi constatar que o músculo estava completamente flácido — uma flacidez horrorosa e antinatural — de um modo como nunca ficaria devido apenas ao desuso. Na verdade, nem sequer parecia músculo — parecia mais uma geléia mole e inanimada. Não tinha nada da elasticidade, do tônus de um músculo normal; não estava apenas "molóide" — estava completamente *atônico*.

Tive uma vertigem de tanto horror, e estremeci; mas essa emoção foi imediatamente reprimida ou suprimida. Tratei logo de desviar minha atenção para coisas mais agradáveis. Isso foi bem fácil. Sem dúvida eu descobriria que cometera algum erro absurdo — como botar a chave de cabeça para baixo na fechadura — e pela manhã veria que estava tudo bem.

Meu pai e velhos amigos viriam me visitar em breve — eu pedira ao pessoal do hospital para espalhar a notícia de que eu estava consciente e "recebendo". E quanto àquela bobagem sobre a perna — bem, era apenas bobagem. A fisioterapeuta viria pela manhã, e nós dois poríamos a maldita coisa para andar.

Tive uma noitada esplêndida — uma verdadeira celebração. Foi uma delícia ter meus velhos amigos ao meu redor, os amigos com quem eu havia "sonhado" quando, como pensava, estava morrendo na montanha. (Contei a eles a história, mas não falei *disso*.) Foi uma noitada adorável, feliz, festiva, na qual, para indignação e divertimento da supervisora do turno da noite, dividimos uma garrafa de champanhe. Também foi muito tranqüilizador para meus amigos, pois na noite de domingo eu me recusara a vê-los, e em vez disso lhes telefonara, assustadoramente, pedindo-lhes que fossem meus executores testamentários se alguma coisa "acontecesse". Bem, nada acontecera — e eu estava exuberantemente vivo. Eu estava vivo, e eles estavam vivos. Estávamos todos vivos, éramos contemporâneos, e vivíamos juntos, companheiros de viagem na jornada da vida. Naquela noite do dia 28, em meio aos sorrisos e risadas (e às vezes lágrimas) de meus amigos, senti, como nunca antes, o que significava conviver — não apenas estar vivo, mas compartilhar a vida, estar vivos *juntos*. Eu sentira minha solidão na montanha como sendo, em certo sentido, quase mais triste do que a morte.

Foi uma noite tão boa, tão festiva, que relutamos em terminá-la.

"Quanto tempo você acha que vai ficar nesta espelunca?"

"Nem um minuto além do necessário — só até poder sair andando daqui. Estarei correndo por aí em duas semanas."

Quando eles se foram, deitei-me no calor de bons sentimentos e da amizade e em poucos minutos peguei no sono.

Mas lá no fundo *não* estava tudo bem. Eu realmente tivera uma preocupação momentânea com minha perna, mas dera um jeito — com êxito, pensei — de descartar aquilo como "bobagem", algum tipo de "engano", e ela certamente não abateu meu ânimo em nossa noite festiva. Eu realmente a "esquecera", esquecera tudo o que lhe dizia respeito; mas, lá no íntimo, ela não fora esquecida.

E durante a noite, quando desci às profundezas (ou as profundezas emergiram e afloraram em mim), tive um sonho de um horror singular, e mais pavoroso porque parecia muito real, não tinha nada de sonho. Eu estava de novo na montanha, lutando em vão para mover minha perna e ficar em pé. Mas — e isto, pelo menos, foi uma combinação daquelas que ocorrem nos sonhos — havia uma singular confusão entre passado e presente. Minha queda acabara de acontecer, mas a perna estava costurada — eu podia *ver* a série de minúsculos pontos caprichosamente enfileirados. "Esplêndido!", pensei. "A continuidade está restaurada. Vieram de helicóptero e me costuraram no local! Estou todo religado, pronto para andar!" Mas a perna, por alguma razão, não se mexeu nem um pouco, mesmo estando costurada tão direitinho e com tanto esmero. Não havia a mínima contração, o menor movimento em uma única fibra muscular quando eu tentava usar a perna e me pôr em pé. Levei a mão até o músculo — estava mole e frouxo, sem tônus nem vida. "Santo Deus!", exclamei em meu sonho. "Há algum problema — algum problema terrivelmente sério. O músculo foi *desnervado*, de algum modo. Não é só o tendão — o suprimento do nervo sumiu!" Tentei, tentei, mas era inútil. A perna jazia imóvel, e inerte, como morta.

Despertei desse sonho aterrorizado, suando, tentando realmente contrair o músculo flácido (como talvez estivesse fazendo no sonho). Mas era inútil, ele não funcionava — como no sonho. Disse a mim mesmo: "É o champanhe. Você está delirando, está excitado. Ou talvez não esteja acordado, e sim em outro sonho.

Volte a dormir — um sono profundo e reparador — e pela manhã verá que está tudo em ordem".

Adormeci, mas tornei a entrar na terra dos sonhos. Eu estava na margem de um rio, recoberta por um luxuriante arvoredo alto, cujas sombras mosqueavam a água levemente ondulada. Pairava uma quietude sublime, quase tangível, e essa quietude profunda me envolvia como um manto. Eu trazia comigo meus binóculos e câmera. Estava à procura de um novo e extraordinário peixe — uma coisa prodigiosa, dizia-se, embora poucas pessoas já o tivessem visto. Entendi que ele se chamava "Quimera". Esperei pacientemente perto de sua toca, por algum tempo, depois assobiei e bati palmas, e joguei uma pedra na água para ver se conseguia acordar aquele animal indolente.

De repente, muito de repente, vi um movimento na água, uma agitação que parecia provir de profundezas inimagináveis. As águas pareciam estar sendo sugadas no centro, deixando um vasto espaço, uma vastidão, uma grande efervescência. Segundo o mito, a Quimera podia engolir todo o rio num só gole, e nesse momento meu espanto se transformou em terror, pois percebi que o mito era exatamente verdadeiro. Do vasto espaço por ela criado, a Quimera se ergueu, elevou-se das profundezas em majestoso esplendor, branca como leite, estriada, como Moby Dick, só que — inacreditável! — tinha chifres, e a cara de um imenso ruminante.

Enfurecida, ela voltou na minha direção seus olhos penetrantes — olhos imensos, bulbosos, como os de um touro, mas um touro que poderia tragar um rio inteiro, e com uma cauda escamosa gigantesca, do tamanho de um cedro.

Quando ela se virou — aquela cara enorme na minha direção, os olhos imensos em mim —, um pânico desenfreado e terrível me dominou, e freneticamente tentei pular para trás, para a segurança, *subir* a margem atrás de mim. Mas não consegui pular. O movimento saiu errado e, ao invés de me lançar para trás, lançou-me com violência para a frente, sob o que eu agora via serem os *cascos* do peixe...

A violência do movimento súbito me sacudiu e despertou, e percebi que havia contraído o tendão com toda a força, até o limite, durante o sono. Meu calcanhar direito chutara minha nádega, enquanto o esquerdo estava enterrado na borda do gesso. Era uma manhã clara, resplandecente. Isso eu conseguia ver, pois a luz podia entrar, sem falar no vento, nos sons e nos odores (somente a visão, a disposição das coisas, os detalhes ficavam bloqueados pelo andaime que se erguia a menos de trinta centímetros da janela). Uma resplandecente manhã de quinta-feira — e eu podia ouvir o carrinho de chá no corredor, sentir o cheiro de torrada com manteiga! Subitamente eu me senti ótimo — aquela era a própria manhã da vida: sorvi aquele ar bom e esqueci meus sonhos tenebrosos.

"Chá ou café, doutor Sacks?", perguntou a miúda enfermeira javanesa. (Eu a vira, e gostara dela, quando a havia notado rapidamente na medonha manhã da cirurgia.)

"Chá", respondi. "Um bule inteiro! E mingau, e ovos quentes, e torrada com manteiga e geléia!"

Ela me fitou de olhos arregalados, olhos amendoados, olhos meigos, espantada. "Puxa, o senhor *está* melhor hoje!", comentou. "Nestes dois últimos dias não quis nada além de goles de água. Fico feliz por estar se sentindo bem de novo."

Sim, eu também estava feliz. Eu me sentia bem e contente, o vigor retornando, um desejo de exercício e movimento. Eu sempre fora ativo — atividade era vital. Adorava todo movimento, o movimento rápido do corpo, e detestava a idéia de ficar na cama sem fazer nada.

Avistei uma barra de exercício, uma espécie de trapézio, suspensa sobre a cama. Ergui as mãos, agarrei a barra com força e icei o tronco vinte vezes. Movimento adorável, músculos adoráveis — sua ação me alegrou. Descansei, e fiz outra série — trinta repetições dessa vez —, depois me recostei, saboreando a sensação boa.

Sim, eu ainda estava em boa forma — com traumatismo, cirurgia, tecido lesado e tudo. Era bom demais fazer o exercício cinqüenta vezes na barra, considerando que eu tinha estado delirante, e em choque, apenas quinze horas antes. Deu-me não apenas satisfação, mas também confiança — confiança em meu corpo, em sua força, em sua capacidade de recuperação, em sua vontade de se recuperar.

Depois do café viria a fisioterapeuta, me avisaram. Ela era da máxima competência, todos diziam, e começaríamos a trabalhar juntos — fortalecer aquela minha perna, botá-la de novo para navegar e trabalhar com o resto. Eu por algum motivo me sentia como um navio quando pensei em "navegar", um navio vivo, um navio da vida. Sentia que meu corpo era o navio no qual viajara a vida toda, todas as partes dele — balizas fortes, marujos competentes trabalhando harmoniosamente em conjunto, sob a direção e coordenação do capitão — eu.

Pouco depois das nove chegou a fisioterapeuta, porte de jogadora de hóquei, sotaque do Lancashire, acompanhada por uma assistente ou aluna, uma jovem coreana de olhar reservado, submisso.

"Doutor Sacks?", bradou ela, num vozeirão que podia ser ouvido da outra ponta da quadra.

"Sim, senhora", repliquei em voz baixa, inclinando a cabeça.

"Prazer em conhecê-lo", ela disse, um pouco menos alto, estendendo-me a mão.

"O prazer é *todo meu*", respondi, um pouco menos baixo, estendendo-lhe a minha.

"Como está essa perna? O que sente? Provavelmente doendo pra burro, não?"

"Não, agora não dói muito — só uma ou outra fisgada. Mas parece esquisita — não funciona direito."

"Hummmmmm", ela grunhiu, refletindo por um momento. "Bem, vamos dar uma olhada, e começar a trabalhar."

Ela puxou o lençol, descobrindo a perna, e nesse momento vi uma súbita expressão de espanto em seu rosto. Foi instantaneamente substituída por uma expressão séria, contida, de preocupação profissional. De repente ela pareceu menos animada, mais branda e metódica. Pegou uma fita métrica, mediu a coxa e a seguir, para comparação, mediu o lado são. Pareceu não acreditar na mensuração, repetiu-a, lançando uma olhadela para a calada coreana.

"É, doutor Sacks", ela falou por fim. "Perdeu um bocado de massa — o quadríceps diminuiu dezoito centímetros."

"Parece muito", comentei. "Mas suponho que se atrofie bem rápido com o desuso."

Ela pareceu aliviada ao ouvir o termo "desuso". "Sim, o desuso", ela murmurou, mais para si mesma do que para mim. "Tenho certeza de que tudo pode ser explicado pelo desuso."

Ela tornou a baixar a mão e apalpou o músculo, e novamente vi uma expressão espantada e preocupada, e até mesmo um quê de indisfarçada repulsa, como quando tocamos em algo inesperadamente mole que se contorce. Quando vi essa expressão — que mais uma vez foi disfarçada num átimo e substituída por uma afável postura profissional —, todos os meus medos, suprimidos, voltaram redobrados.

"Bem", ela disse — e de novo aquele vozeirão de quadra de hóquei. "Bem", ela bradou, "já chega de tudo isso — apalpar, medir, conversar e coisa e tal. Vamos *fazer* alguma coisa."

"O quê?", perguntei com brandura.

"Contrair o músculo — o que mais? Quero ver você contrair o quadríceps deste lado — não preciso explicar como. Simplesmente contraia o músculo. Contraia agora — contraia-o totalmente aqui debaixo da minha mão. Vamos, você não está tentando. Faça com este aqui."

Instantaneamente, contraí com força o quadríceps do meu lado direito. Mas não havia sinal de tensão, de retesamento, quando eu tentava com o esquerdo. Tentei outra vez — e outra, e mais outra — sem resultado.

"Acho que não sou muito bom nisso", falei descorçoado.

"Não desanime!", ela rugiu. "Há muitos modos diferentes. Muita gente acha difícil o retesamento — a contração isométrica. É preciso pensar em um movimento, não em um músculo. Afinal de contas, as pessoas se movimentam, *fazem* coisas, não contraem músculos. Aqui está sua patela — logo abaixo do gesso." Com seus dedos fortes ela deu pancadinhas no gesso, que emitiu um som esquisito, seco, inorgânico. "Pois então, é só puxá-la na sua direção. Puxe a patela bem para cima — você não terá dificuldade, agora que o tendão foi religado."

Puxei. Não aconteceu nada. Puxei outra vez, e mais outra. Puxei até ficar arfando e grunhindo de esforço. Nada aconteceu, absolutamente nada, nem o menor tremor ou palpitação de movimento. O músculo jazia imóvel como um balão murcho.

A fisioterapeuta dava mostras de estar começando a ficar nervosa e frustrada, e me repreendeu com sua voz de treinadora de hóquei: "Você não está tentando, Sacks! Não está tentando pra valer!".

"Sinto muito", respondi debilmente, enxugando o suor da testa. "Mas tenho a impressão de estar fazendo um esforço tremendo."

"Está certo", ela admitiu a contragosto. "Pareceu um trabalho duro — mas não aconteceu nada! Bem, não há com que se preocupar. Temos muitos outros modos! Puxar a patela ainda é isométrico, de certo modo — e pode ser mais difícil porque você não consegue *ver* sua patela." Deu pancadinhas no gesso opaco com os nós dos dedos dessa vez — como se batesse numa porta pedindo para entrar.

"Que bom seria se fizessem gessos transparentes", comentei.

Ela assentiu com veemência. "E melhor ainda se nem usassem gesso. São objetos grandalhões e desajeitados, e causam todo tipo de problema. Fariam muito melhor se imobilizassem as articulações com um suporte — mas não se pode dizer isso a um ortopedista. Bela porcaria o que eles sabem sobre fisioterapia!" Ela se interrompeu de chofre, embaraçada. "Eu não queria dizer isso", falou numa voz que em nada lembrava a da treinadora. "Escapou! Mas...", ela hesitou, porém, vendo compreensão e encorajamento em meu rosto, prosseguiu: "Não estou dizendo nada contra os ortopedistas — eles fazem um trabalho excelente — mas nunca parecem pensar em movimento e postura — como é que *fazemos* as coisas depois que a anatomia é consertada".

Pensei na visita-relâmpago de Swan pouco antes da cirurgia e em seu comentário: "Nós o religamos. Restauramos a continuidade. E pronto". E me peguei conversando com a boa fisioterapeuta.

"Senhorita Preston", falei, dando uma olhadela no seu crachá (até então eu só havia pensado nela como "a fisioterapeuta"). "Acho que você tem toda a razão no que está dizendo, e gostaria que mais médicos pensassem desse modo. A maioria deles tem a cabeça engessada!", e agora foi minha vez de bater no cilindro de gesso para dar ênfase. "Mas, voltando ao meu caso, o que devo tentar agora?"

"Desculpe, eu me empolguei", ela disse. "Façamos outra tentativa. É muito simples, depois que o músculo começar a funcionar. Uma pequena contração — é só disso que você precisa — o primeiro puxãozinho, e então você deslancha. Já sei o que vamos fazer" — e nesse momento sua voz se tornou simpática e carinhosa. "Eu hoje só deveria fazer exercícios isométricos com você, mas é muito importante que tenha algum sucesso. Sei como é preocupante tentar muitas vezes — e não conseguir. É péssimo terminar com uma horrível sensação de fracasso. Tentaremos a contração *ativa* — e algo que você possa ver. Eles não querem que você erga a perna, mas eu sustentarei todo o peso. Levantarei sua perna bem devagarinho da cama, e você só vai me acompanhar e me ajudar... Precisamos fazer você sentar um pouquinho." Fez um sinal de cabeça para a jovem aluna coreana, que ajeitou os travesseiros até eu ficar sentado. "Pronto, isso deverá facilitar bem a ação do flexor do quadril. Está pronto?"

Fiz que sim, pensando, sim, essa mulher entende do assunto, ela vai me ajudar a me mexer se for possível alguém fazer isso, e me preparei para um esforço colossal.

"Não precisa se preparar tanto assim", riu a srta. Preston. "Não será uma tentativa para bater seu recorde de levantamento de peso. Tudo que você vai fazer, agora, é erguer junto comigo... Para cima, para cima... faça comigo... Só mais um pouquinho... sim, agora está indo..."

Mas não estava indo. Não foi, nada foi. E eu podia ver isso no rosto da srta. Preston, como via na perna. Era um peso morto nas mãos dela — sem nenhum tônus, movimento ou vida própria —, como geléia ou pudim embalado num gesso. Vi minhas próprias preocupação e decepção magnificadas, indisfarçadas, no rosto da srta. Preston, que perdera a fachada de indiferença profissional e se tornara vivo e franco, transparente e fiel.

"Sinto *muito*", ela disse (e eu sabia que sentia). "Talvez você não tenha entendido muito bem desta vez. Vamos tentar de novo."

Tentamos, tentamos, tentamos e tentamos. E a cada fracasso, cada derrota, eu me sentia mais inútil, e as chances de êxito pareciam cada vez menores, e a sensação de impotência e inutilidade crescia.

"Sei quanto você está tentando", ela disse. "Mas é como se absolutamente não estivesse. Você faz todo esse esforço — mas por alguma razão o esforço não está conseguindo *fazer* nada."

Era exatamente o que eu sentia. Sentia o esforço dispersar-se inutilmente, sem um foco, por assim dizer. Parecia não ter um ponto adequado de aplicação, ou de referência. Eu sentia que aquele esforço não era realmente "tentar", não era realmente "tencionar" — porque todo "tencionar" é tencionar *alguma coisa*, e era precisamente essa alguma coisa que estava faltando. A srta. Preston havia dito no início de nossa sessão: "Contraia o quadríceps. Não preciso lhe dizer como". Mas era precisamente esse "como", a própria idéia, que estava faltando. Eu não conseguia mais pensar em como contrair o quadríceps. Não conseguia "pensar" em como puxar a patela, e não conseguia "pensar" em como flexionar o quadril. Tive assim a sensação de que algo acontecera à minha capacidade de "pensar" — embora tão-somente no que se referia àquele único músculo. Sentia que havia esquecido alguma coisa — alguma coisa muito óbvia, absurdamente óbvia, só que por algum motivo me fugira da mente. Tentei com a perna direita. Nenhuma dificuldade. Na verdade, eu não precisava "tentar" nem "pensar". Não era necessário nenhum esforço de vontade ou pensamento. A perna fazia tudo com naturalidade e facilidade. Tentei também — foi a última sugestão da srta. Preston — a "facilitação", no termo que ela usou — erguer ambas as pernas ao mesmo tempo, na esperança de que talvez ocorresse algum transbordamento ou transferência do lado são. Mas, infelizmente, nem vestígio! Nenhuma "facilitação"!

Depois de quarenta minutos, que nos deixaram, a srta. Preston e a mim, exaustos e frustrados, desistimos, e deixamos o quadríceps em paz. Foi um alívio para ambos quando ela passou a trabalhar outros músculos da perna, fazendo com que eu movesse os pés e os dedos e fizesse outros movimentos do quadril — abdução, adução, extensão etc. Todos eles funcionaram espontaneamente, no mesmo instante e com perfeição, em contraste com o quadríceps, que não funcionava de jeito nenhum.

A sessão com a srta. Preston me deixou pensativo e pessimista. A estranheza daquilo tudo e o pressentimento que eu tinha — e que dera um jeito de "esquecer" no dia anterior, embora ele retornasse em meus sonhos — agora se abatiam sobre mim com toda a força, e já não podiam ser negados. A palavra "preguiçosa" que ela usara me pareceu tola — uma espécie de refrão sem conteúdo, sem nenhum sentido definido. Havia alguma coisa errada, algum problema muito sério, algo sem precedentes em toda a minha experiência. O músculo estava *paralisado* — por que chamá-lo de "preguiçoso"? O músculo estava atônico — como se o fluxo de impulsos que entravam e saíam, os que normalmente e automaticamente mantêm o tônus muscular, houvesse sido suspenso de todo. O tráfico neural parara, por assim dizer, e as ruas da cidade estavam desertas e silenciosas. A vida — a vida neural — estava suspensa por um momento, se é que "suspensa" não seria um termo demasiado otimista.

Normalmente, os músculos relaxam durante o sono, em especial o sono profundo, e o tráfego neural diminui, mas nunca cessa. Os músculos continuam a funcionar noite e dia, com uma pulsação e circulação vital de minúsculos impulsos que pode ser despertada, a qualquer momento, e entrar em plena atividade. Até no coma os músculos conservam alguma atividade. Continuam em marcha lenta, em um ritmo muito diminuído. Os músculos, como o coração, nunca param durante a vida. Mas meu quadríceps *havia parado*, pelo que eu podia avaliar. Estava totalmente atônico e paralisado. Estava *como morto*, e não apenas adormecido; e, estando morto, não podia ser despertado. Ele teria de ser — que palavra eu poderia usar? — teria de ser *ativado* — devolvido à vida. Acordado e adormecido: o animado e o morto.

Era aquele estado morto do músculo que tanto me abatia. E a morte era algo absoluto, diferente de cansaço ou doença. Fora isso que eu sentira, e suprimira, na noite anterior: a impressão, o pressentimento, de que o músculo estava morto. Foi sobretudo seu silêncio que transmitiu essa impressão — um silêncio total e absoluto, o silêncio da morte. Quando chamei o músculo, não houve resposta. Meu chamado não foi atendido, o músculo estava surdo. Mas isso era tudo? Seria suficiente para me dar a impressão de "silêncio"? Quando chamamos, nos ouvimos chamando mesmo que o chamado não seja atendido ou bata em ouvidos surdos. Talvez — e essa idéia me deu calafrios, parecendo me transportar a outra esfera totalmente diversa, uma esfera de possibilidades infinitamente mais sérias, até mesmo fantásticas — esse "silêncio" de que falei, esse sentimento de nada estar acontecendo, isso não significava que, na verdade, eu *não* havia chamado (ou que, se houvesse chamado, não pudera me ouvir chamando)? Essa idéia, ou algo parecido — premonitória e prenunciadora —, tinha estado em meu íntimo durante minha sessão com a srta. Preston. Essa história bizarra de "tentar" que não era realmente tentar, essa história de "tencionar" que não era realmente tencionar, essa história de "pensar" que não era realmente pensar, essa história de "lembrar" que não era realmente lembrar...

O que estava acontecendo comigo? Eu não conseguia *tentar*, não conseguia tencionar, não conseguia pensar, não conseguia lembrar. Eu não conseguia pensar em como fazer certos movimentos, nem lembrar como fazê-los, e meus esforços para tal eram ilusórios, ridículos, porque eu perdera a capacidade de chamar uma parte de mim, a capacidade de *recorrer* a uma parte de mim. Parecia-me agora, enquanto eu matutava, cada vez mais descorçoado, que o caso todo era muito mais profundo, muito mais estranho do que eu poderia ter imaginado. Senti que abismos se abriam sob mim.

O fato de o músculo estar paralisado, de o músculo estar "surdo", de seu fluxo pulsante e propulsor vital, seu "coração", ter parado — de que ele estava, em uma palavra, "morto" —, todas essas coisas, já em si preocupantes, perdiam toda a relevância comparadas com o que eu, aterrado, estava percebendo agora. Pois todas essas coisas, por mais horríveis que pudessem ser, eram fenômenos inteiramente locais e periféricos, e portanto não afetavam meu ser essencial — *eu* — mais do que a perda de algumas folhas, ou de um ramo, afeta a vida essencial, o fluxo da seiva, as raízes, de uma árvore. Mas o que agora estava assumindo uma clareza atemorizante, até mesmo chocante, era que, independentemente do que acontecera, não fora algo apenas local, periférico, superficial — o terrível silêncio, o esquecimento, a incapacidade de chamar ou lembrar — *isso* era radical, central, fundamental. O que parecia, a princípio, ser apenas uma ruptura e um colapso local, periférico, agora se mostrava sob uma luz diferente, e absolutamente terrível — um colapso da memória, do pensamento, da vontade — *não apenas uma lesão em meu músculo, mas uma lesão em mim.* A imagem de mim mesmo como um navio vivo — as balizas fortes, os marujos competentes, o capitão no comando, eu —, que me viera à mente de maneira tão vívida pela manhã, agora se reapresentava com as feições do horror. Não ocorria apenas que algumas das balizas fortes estavam podres e frágeis, e que os marujos competentes estavam surdos, desobedientes ou ausentes, mas que eu, o capitão, não era mais capitão. Eu, o capitão, estava aparentemente com o cérebro lesado — sofrendo graves deficiências, devastações da memória e do pensamento. Caí muito subitamente, e felizmente, num sono que era quase um desmaio.

Meu sono, embora profundo, foi interrompido de modo brusco, rude e desnorteante pela miúda enfermeira javanesa, normalmente tão calma, que irrompeu em meu quarto e me sacudiu até eu acordar. Ela olhara pelo painel de vidro transparente da porta antes de me trazer o almoço, e o que viu a fez derrubar a bandeja e entrar correndo.

"Doutor Sacks, doutor Sacks", ela gritou, esganiçada de susto. "Olhe só onde está sua perna — assim ela vai toda para o chão!"

"Que absurdo!", respondi modorrento, ainda meio adormecido. "Minha perna está bem aqui, à minha frente, onde deveria estar."

"Não está!", ela replicou. "Metade está fora da cama. O senhor deve tê-la movido durante o sono. Olhe só onde o senhor está!"

"Ora, vamos!", falei sorrindo, sem me dar o trabalho de olhar. "Agora chega de brincadeira."

"Doutor Sacks, não estou brincando! Por favor, erga o corpo, olhe para baixo e veja."

Pensando que ela ainda estivesse me pregando uma peça — as enfermarias de hospital são famosas pelos trotes —, eu me ergui. Estivera deitado de costas. Olhei — e olhei com mais atenção. A perna não estava ali! Incrível, impossível, a perna não estava ali!

Onde ela estava? Avistei o cilindro de gesso bem afastado à minha esquerda, projetando-se de meu tronco em um ângulo estranho, e de fato, como dissera a enfermeira, mais da metade para fora da cama. Eu devia tê-lo chutado para lá com minha perna sã, sem saber, enquanto dormia. Tive uma sensação repentina de total confusão. Eu sentira a perna à minha frente — ou, pelo menos, *supusera* que ela estava lá (estivera lá antes, e eu não recebera informação em contrário) —, mas agora podia ver que ela absolutamente não estava lá, que mudara de lugar, sofrera uma rotação de quase noventa graus. Tive uma súbita sensação de incompatibilidade, de profunda incongruência entre o que eu imaginava sentir e o que realmente via, entre o que eu havia pensado e o que de fato constatava. Senti, por um desconcertante, vertiginoso momento, que havia sido profundamente enganado, iludido por meus sentidos: uma ilusão — tamanha ilusão — como eu jamais sofrera.

"Enfermeira", falei, e percebi que minha voz tremia, "poderia fazer a gentileza de colocar minha perna de volta no lugar? Para mim não é muito fácil movê-la, deitado deste jeito."

"Claro, doutor Sacks — e já não era sem tempo! Ela está quase toda fora da cama — e o senhor só fica aí falando."

Esperei que ela movesse a perna, mas para minha surpresa ela não fez nada. Em vez disso, debruçou-se sobre a cama, depois se ergueu e se encaminhou para a porta.

"Enfermeira Sulu!", berrei — e dessa vez foi ela quem se espantou. "O que está acontecendo? Continuo esperando, por favor, que ponha minha perna de volta na cama!"

Ela se virou, os olhos amendoados arregalados de pasmo.

"Agora é *o senhor* que está de brincadeira, doutor Sacks! Eu *pus* a sua perna de volta na cama."

Excepcionalmente, me vi sem palavras; agarrei a barra de exercícios e me icei até a posição sentada. De fato, ela não estava brincando — *havia* posto a perna de volta na cama! Ela *pusera* a perna de volta, mas eu não sentira. Que diabo estaria acontecendo?

"Enfermeira Sulu", falei, com todo o comedimento e brandura, "perdoe-me por ter me enervado. Posso pedir um favor? Faria a gentileza, agora que eu estou sentado e posso ver, de pegar o gesso na altura do tornozelo e movimentá-lo? Apenas o mova, por favor, da maneira que quiser."

Eu a observei com atenção e rigor enquanto ela o fazia — erguendo a perna, baixando-a, movendo-a para os lados. Pude ver todos esses movimentos, mas não os pude sentir, de modo algum. Eu a observei atentamente enquanto ela pegava a perna e a movia — um pouco para cima, um pouco para baixo, um pouco para cada lado.

"E agora alguns movimentos bem amplos, por favor, enfermeira Sulu."

Galantemente — pois a perna era pesada, um peso morto, desajeitada e bamba — ela a ergueu, em flexão, até um ângulo reto, depois a abriu para o lado, também em ângulo reto. Pude ver todos esses movimentos, mas não os pude sentir de modo algum.

"Só mais um último teste bem rápido, enfermeira Sulu, se não se importa." Minha voz (observei, como que à distância) assumira um tom sereno, prático, "científico", disfarçando o medo abominável, o abismo que eu sentia abrir-se.

Fechei os olhos e pedi a ela que movesse a perna mais uma vez — primeiro movimentos de pequena amplitude e então, se eu nada dissesse, movimentos bem amplos, como antes. Pois bem, veríamos! Se movemos o braço de um homem quando ele está olhando, ele pode ter dificuldade para distinguir a sensação da visão. Elas são tão naturalmente associadas que não estamos acostumados a distinguir uma da outra. Mas, se lhe pedimos para fechar os olhos, ele não tem dificuldade para avaliar os menores movimentos passivos — um desvio de uma fração de milímetro, com um dedo, por exemplo. E de fato é graças a esse "sentido muscular", como outrora se dizia, antes de Sherrington investigá-lo e rebatizá-lo de "propriocepção" — é graças a esse sentido que depende de impulsos vindos de músculos, articulações e tendões, em geral despercebido porque normalmente é inconsciente, é graças a esse vital "sexto sentido" que o corpo conhece a si mesmo, julga com precisão perfeita, automática, instantânea a posição e o movimento de todas as suas partes móveis, sua relação umas com as outras, seu alinhamento no espaço. Havia uma outra palavra antiga, ainda usada com freqüência — *cinestesia*, ou senso do movimento —, mas "propriocepção", menos eufônica, parece ser uma palavra melhor em todos os sentidos, pois implica uma noção do que é "próprio" — aquilo pelo qual o corpo conhece a si mesmo e se considera uma "propriedade". Podemos dizer que somos "donos" ou "possuímos" nosso corpo — pelo menos os membros e as partes móveis — em virtude de um fluxo constante de informações que entram, provenientes incessantemente, durante a vida inteira, dos músculos, articulações e tendões. Somos donos de nós mesmos, *somos* nós mesmos, porque o corpo se conhece, confirma a si mesmo, o tempo todo, por meio desse sexto sentido. Fiquei pensando em quanto o absurdo dualismo da filosofia desde Descartes poderia ter sido evitado por uma compreensão adequada da propriocepção. Talvez, de fato, essa idéia pairasse na mente grandiosa de Leibniz quando ele falou em "diminutas percepções" que fazem a intermediação entre corpo e alma, muito embora...

"Doutor Sacks!", interrompeu a voz da enfermeira Sulu, ríspida de impaciência. "Pensei que o senhor tivesse adormecido ou coisa parecida. Meu pobre braço está doendo, e o senhor não emitiu um único som. Fiz um belo exercício com este seu gesso pesado. Movi-o para todos os lados, até onde foi possível. Agora não venha me dizer que o senhor não sentiu *isso*!"

"Enfermeira Sulu", respondi muito sério, "não senti absolutamente nada. Na verdade, eu estava esperando você começar!"

A enfermeira Sulu, descorçoada depois de ter me ajudado tão valentemente, pediu licença e saiu, perplexa, sem entender. "Ele parecia tão simpático, tão normal, tão equilibrado hoje de manhã", imaginei-a pensando por trás daquele suave rosto javanês, "e agora está agindo de um jeito esquisito!" Ela teria ficado muito mais perturbada se visse o que eu fazia pelo painel de vidro da porta, e mais perturbada ainda se tivesse alguma noção do que eu estava pensando, vivenciando, sentindo. "Esquisito" ela teria achado um termo muito fraco. De fato, ela não teria encontrado em sua língua, em minha língua, em língua nenhuma, uma palavra que transmitisse a indescritível natureza do que eu estava vivenciando.

Assim que ela se despediu — dei a entender que havia perdido o apetite para o almoço — voltei minha atenção para minha perna, uma atenção ávida, alarmada e quase feroz. E nesse exato instante eu deixei de conhecê-la. Nesse instante, nesse primeiro encontro, *eu não conheci minha perna*. Ela me era totalmente estranha, desconhecida, não era minha. Fitei-a absolutamente sem reconhecimento. Já tive — todos nós já tivemos — súbitos momentos singulares de não-reconhecimento, *jamais vu*; são estranhos enquanto duram, mas passam bem depressa, e retornamos ao mundo conhecido e familiar. Mas esse não passou — aprofundou-se cada vez mais — e se intensificou, tornou-se mais estranho.

Quanto mais eu fitava aquele cilindro de gesso, mais alheio e incompreensível ele me parecia. Eu não conseguia mais senti-lo como meu, como parte de mim. Parecia não ter nenhuma relação comigo. Era absolutamente *não-eu* — e no entanto, impossivelmente, estava ligado a mim — e ainda mais impossivelmente, era contínuo a mim.

Deve ser o gesso, eu disse a mim mesmo. Um objeto grande como esse desnortearia qualquer pessoa; mas curiosamente só *agora* ele me perturbava tanto. Afinal, no sábado haviam me engessado em Odda. Por que agora, na quinta-feira seguinte, eu o acharia tão estranho — um objeto ridículo sem nenhuma relação comigo? Não fora assim que eu considerara o gesso que me puseram em Odda — tinha a nítida lembrança de tê-lo sentido não só como uma proteção e um conforto, mas de certo modo também como agradável, acolhedor e cálido, um bom e aconchegante lar que abrigaria minha pobre perna até que ela melhorasse. Agora ele não me parecia nem um pouco agradável, acolhedor nem cálido. E também eu não conseguia conceber como pudera parecer tais coisas em qualquer momento do passado. Por outro lado, ele não parecia desagradável, inamistoso ou hostil — não parecia nada: não tinha qualidade nenhuma.

Em especial, ele já não parecia um "lar". Eu não conseguia concebê-lo abrigando coisa alguma, muito menos uma parte de mim. Tinha a sensação de que ele era totalmente maciço, ou vazio — mas, em ambos os casos, de que ele não continha coisa alguma. Olhei a borda de carne atônica acima do gesso e pus a mão dentro do cilindro. Havia tanto espaço, de fato, que eu poderia pôr as duas mãos lá dentro. Essa experiência foi inconcebivelmente chocante e insólita. No dia anterior, quando eu baixara a mão e apalpara o quadríceps, achara-o horrível — molóide e flácido, como uma espécie de geléia ou queijo mole e inanimado. Mas aquele horror não era nada diante do que eu sentia agora. No dia anterior, ao tocá-lo eu pelo menos tocara *alguma coisa* inesperada, antinatural, parecendo sem vida, talvez, mas ainda assim alguma coisa , ao passo que hoje, impossivelmente, eu não tocava nada. A carne sob meus dedos já não parecia carne. Já não parecia material ou matéria. Já não parecia nada. Quanto mais eu a fitava e a manuseava, menos ela estava lá, mais ela se tornava Nada — e Lugar Nenhum. Não-viva, irreal, ela não era parte de mim — não era parte de meu corpo, nem de nenhuma outra coisa. Não se "inseria" em nenhum lugar. Não tinha lugar no mundo.

> O que não é corpo não é parte do universo [...] e como o universo é tudo, o que não é corpo é nada — e lugar nenhum.
>
> Hobbes

Eu perdera alguma coisa — isso estava claro. Parecia ter perdido minha perna — o que era absurdo, pois lá estava ela, dentro do gesso, são e salva — um "fato". Como podia haver qualquer duvida nessa questão? Mas havia. Exatamente nessa questão de ter ou possuir uma perna, eu tinha uma dúvida profunda, uma insegurança fundamental.

Para começar, quando eu fechava os olhos, não tinha nenhuma sensação que me indicasse onde a perna estava — nenhuma sensação de que ela estava "aqui" e não "ali", nenhuma sensação de que ela estava em alguma parte — absolutamente nenhuma sensação. E o que se pode sentir, o que se pode postular sobre algo que não está em lugar nenhum? Parecia, com efeito, que era aquele profundo distúrbio da propriocepção, que só fora descoberto e revelado por uma ocorrência fortuita, embora depois disso tendo sido investigado cuidadosamente pela enfermeira Sulu e por mim — parecia que isso, em particular, era de certo modo a última gota. Sérios problemas e questões já haviam emergido, relacionados especialmente ao músculo lesado e operado: sua grande atrofia, sua atonia, sua aparente paralisia. E questões de um tipo mais elevado, logo antes de eu adormecer: a aparente pane no *know-how* e na idéia, de modo que eu não conseguia mais pensar em como fazer movimentos musculares que incluíssem aquele músculo, nem lembrar desses movimentos. Já havia algo estranho acontecendo àquela altura. Mas um colapso total, absoluto, existencial ocorreu imediatamente depois da descoberta da pane na sensação e no sentimento, e pareceu precipitado por essa pane, pois foi então, e só então, que a perna subitamente assumiu um caráter insólito — ou, para ser mais preciso, ainda que menos evocativo, ela perdeu todo o caráter — e se tornou uma *coisa* alienígena, inconcebível, que eu olhava, e tocava, sem nenhum senso de reconhecimento ou relação. Foi só então que a fitei e senti que "não conheço você, você não é parte de mim" e, mais ainda, "não conheço essa 'coisa', ela não é parte de nada". Eu perdera minha perna. Vezes sem conta eu voltava a essas palavras, palavras que expressavam uma verdade central para mim, por mais estapafúrdias que pudessem parecer a qualquer outra pessoa. Em certo sentido, portanto, eu perdera minha perna. Ela havia desaparecido; tinha sumido; fora cortada no topo. Eu agora era um amputado. Mas não um amputado comum. Pois a perna, objetivamente, externamente, ainda estava lá; ela desaparecera subjetivamente, internamente. Assim, eu era, por assim dizer, um amputado "interno". Na esfera neurológica, na esfera neuropsicológica, esse era o fato relevante. Eu perdera a imagem interna, ou representação, da perna. Havia um distúrbio, uma obliteração, de sua representação no cérebro — dessa parte da "imagem corporal", como dizem os neurologistas. Parte da "fotografia interna" de mim mesmo estava faltando. Eu também podia usar alguns dos termos da psicologia do ego, que não por mera coincidência tinham uma correspondência com os da neurologia. Eu podia dizer que perdera a perna como um "objeto interno", como uma "imago" simbólica e afetiva. Na verdade, parecia que eu precisava de ambos os conjuntos de termos, pois a perda interna em questão era tanto "fotográfica" como "existencial". Assim, de um lado, havia uma severa deficiência perceptiva, de maneira que eu perdera toda a sensação da perna. De outro, havia uma deficiência "simpática", de modo que eu perdera boa parte de meu sentimento *pela* perna. Ambas as coisas estavam implícitas nos termos que usei — a impressão de que minha realidade pessoal, viva e amada fora substituída por uma dissolução da realidade, sem vida, inorgânica e alienígena.

O que poderia causar essa mudança profunda, calamitosa, esse colapso total de sentido e sentimento, esse colapso total da imagem neural — e da *imago*? Lembrei-me de um caso que havia muito tempo não me vinha à memória, do tempo em que eu era estudante e fazia um trabalho subalterno nas alas de neurologia.

Uma das enfermeiras me telefonou, muito perplexa, e me contou esta história singular: estavam com um novo paciente — um jovem — que acabara de ser internado pela manhã. Ele parecera muito simpático, muito "normal" o dia todo — de fato, até poucos minutos antes, quando acordou de um cochilo. Ele então pareceu excitado e estranho — "não ele mesmo", para dizer o mínimo. Dera algum jeito de cair da cama, e agora estava sentado no chão, "histérico", esbravejando e se recusando a voltar para a cama. Eu poderia ir até lá, por favor, e descobrir o que estava acontecendo?

Quando cheguei, encontrei o paciente deitado no chão ao lado da cama, fitando uma das pernas. Por sua expressão, ele estava com raiva, assustado, perplexo e achando graça — perplexo sobretudo, com uma pontinha de consternação. Perguntei se ele queria voltar para a cama, ou se precisava de ajuda, mas ele pareceu perturbado pela sugestão e fez que não. Agachei-me ao seu lado e ouvi a história ali no chão. Ele chegara pela manhã, para alguns exames, contou-me. Não tinha queixas, mas os neurologistas, avaliando que ele tinha a perna esquerda "preguiçosa" — foi exatamente essa a palavra que ele usou —, acharam que ele deveria ser internado. Ele se sentira bem o dia todo e adormecera no fim da tarde. Quando acordou também se sentia bem, até que se mexeu na cama. Então descobriu, em suas palavras, "a perna de alguém" na cama — *uma perna humana decepada*, uma coisa horrível! Ele ficou pasmo, a princípio, espantado e repugnado — nunca havia passado por uma coisa incrível daquelas, nunca imaginara algo assim. Ele apalpou a perna com cautela. Parecia perfeitamente formada, mas "esquisita" e fria. Nessa altura, ele teve uma inspiração. Agora ele "percebia" o que tinha acontecido: *era tudo brincadeira*! Uma brincadeira extremamente monstruosa e imprópria, mas muito original! Era véspera de Ano-Novo, e todo mundo estava comemorando. Metade do pessoal do hospital estava bêbada; fervilhavam os gracejos e as piadas — uma verdadeira farra. Obviamente, uma das enfermeiras, com um senso de humor macabro, entrara de fininho na sala de dissecação e afanara uma perna, depois a pusera furtivamente em sua cama, por brincadeira, enquanto ele ainda dormia. Ele ficou imensamente aliviado com essa explicação; mas achando que já chegava de brincadeira, e que aquela fora demais, ele jogou aquela porcaria para fora da cama. Só que — e nesse momento o tom de bate-papo o abandonou, e ele de repente estremeceu e ficou lívido — *quando a jogou para fora da cama, por alguma razão ele foi junto — e agora ela estava grudada nele.*

"Olhe para ela!", ele bradava com cara de nojo. "Já viu uma coisa mais nojenta, mais horrível? Pensei que um cadáver fosse apenas morto. Mas isto é espantoso. E, de algum modo — isto é horroroso — ela parece estar grudada em mim!" Ele agarrou a perna com as duas mãos, com uma violência extraordinária, tentou arrancá-la do corpo e, não conseguindo, esmurrou-a num acesso de raiva.

"Devagar!", falei. "Tenha calma! Controle-se! Eu não socaria a perna desse jeito."

"E por que não?", ele perguntou irritado, beligerante.

"Porque é a *sua* perna", respondi. "Não conhece sua própria perna?"

Ele me fitou com uma expressão ao mesmo tempo de estupefação, incredulidade, terror e divertimento, além de uma certa desconfiança jocosa. "Ah, doutor, o senhor está de brincadeira comigo", ele disse. "Está de combinação com aquela enfermeira — vocês não deviam pregar peças nos pacientes desse jeito!"

"Eu não estou brincando", falei. "Essa é a sua perna."

Ele viu em meu rosto que eu estava mesmo falando sério e uma expressão de imenso terror o dominou. "Está dizendo que esta é a minha perna, doutor? Não acha que um homem deveria conhecer sua própria perna?"

"Perfeitamente", respondi. "Ele *deveria* conhecer sua própria perna. Não consigo imaginá-lo *desconhecendo* sua própria perna. Talvez seja *você* quem está brincando todo esse tempo?"

"Juro por Deus, eu não estou... Um homem *deveria* conhecer seu próprio corpo, o que é dele e o que não é — mas esta perna, esta *coisa* — outro estremecimento repugnado — não parece certa, não parece real — e não *parece* ser parte de mim."

"E *o que* ela parece ser?", perguntei, dessa vez tão perplexo quanto ele.

"O que ela parece?", ele repetiu minhas palavras devagar. "Vou lhe dizer o que ela parece. *Não parece com nada neste mundo.* Como é que uma coisa dessas pode me pertencer? Não sei *a que* uma coisa dessas pertence..." Sua voz foi sumindo. Ele tinha um aspecto aterrorizado e chocado.

"Ouça", falei. "Acho que você não está bem. Por favor, permita que o coloquemos de volta na cama. Mas quero fazer uma última pergunta. Se esta — esta coisa — *não* é sua perna esquerda" (ele a chamara de "imitação" a certa altura da conversa, e se dissera espantado pelo fato de alguém se dar o trabalho de "fabricar" uma "cópia"), "então *onde está* sua perna esquerda?"

De novo ele ficou lívido — tão lívido que achei que fosse desmaiar. "Não sei", respondeu. "Não tenho idéia. Ela desapareceu. Sumiu. Não está em lugar nenhum..."

Fiquei imensamente perturbado com esse caso. Tão perturbado, de fato, eu agora refletia, que o esquecera por mais de quinze anos, e embora me intitulasse neurologista eu me esquecera totalmente daquele paciente, jogara-o para fora de minha consciência, até — até que me vi, ao que parecia, na posição dele, vivenciando (eu não podia duvidar disso) o que *ele* vivenciara e, como ele, amedrontado e confuso até as raízes de meu ser. Estava claro que, em certo sentido, meus sintomas eram idênticos aos daquele jovem — que todos eles se correspondiam e constituíam uma "síndrome" idêntica.

Essa síndrome fora descrita pela primeira vez no século XIX, por Anton, e ocasionalmente é designada por "síndrome de Anton", embora ele tenha indicado apenas algumas de suas características. Mais características haviam sido delineadas pelo grande neurologista francês Babinski, que cunhara o termo "anosognosia" para referir-se à singular ausência de percepção que caracterizava aqueles pacientes. Babinski fizera descrições memoráveis das ocorrências bizarras, quase cômicas em alguns casos: pacientes nos quais o primeiro sinal de um derrame foi uma incapacidade de reconhecer um lado do corpo — e a sensação de que esse lado era de alguma outra pessoa, ou um "modelo" ou uma brincadeira, de modo que eles podiam virar-se para alguém sentado ao seu lado num trem e dizer, referindo-se à própria mão, "Desculpe, Monsieur, mas o senhor está com a mão no meu joelho!", ou, para uma enfermeira que viera retirar a louça do café-da-manhã, "Ah, e esse braço aí — leve-o junto com a bandeja!". E pensei em exemplos singulares que eu mesmo havia encontrado: por exemplo, o paciente em Mount Carmel que "descobrira" em sua cama o irmão que perdera fazia muito tempo. "Ele ainda está grudado em mim!", disse ele, indignado. "Mas que atrevimento! Olhe aqui o braço dele!", e segurava, com a mão direita, seu braço esquerdo. Babinski ressaltou, ainda, que muitos daqueles pacientes haviam sido considerados loucos. De fato, havia uma categoria especial de loucura sob medida para eles — *somatofrenia fantástica*, na terminologia de Kraepelin. Mas essa "loucura" era extraordinariamente específica e constante em suas características, e não só ocorria, com freqüência subitamente, em pessoas equilibradas, que nunca haviam dado mostras de nenhuma loucura antes, mas era especificamente associada a lesões no cérebro — em particular nas porções posteriores do hemisfério direito, que controlavam a faculdade geral de perceber e conhecer, ou *gnose*, relacionada ao lado esquerdo do corpo. Pötzl, de Viena, enriquecera essas descrições e talvez houvesse discutido sua natureza com Freud, comparando-as e contrastando-as com os delírios somáticos. Para Freud, que na juventude foi neurologista, e dos bons (de fato, ele cunhou o termo *agnosia* em 1891), e que conservou até o fim seu interesse pela neurologia, essas descrições da síndrome de Pötzl (*alestesia visual-cinestésica*) teriam sido de extraordinário interesse, tanto quanto para sua filha Anna, já então renomada por seus primeiros estudos sobre a psicologia do ego. O que teria fascinado os Freud, pai e filha, teria sido o fato de existir uma síndrome fisiopatológica específica, associada a uma lesão no hemisfério direito posterior, que podia produzir mudanças específicas e singulares na identidade corporal — de modo que um paciente podia julgar desconhecer um membro ou ser incapaz de atribuí-lo ou relacioná-lo a si mesmo, e (por racionalização ou defesa) podia atribuí-lo, mesmo que temporariamente, a alguma outra pessoa. Ocorriam também, revelou Pötzl, mudanças singulares e específicas no *afeto*—como de fato se evidenciava no aspecto despropositado (e muitas vezes cômico) das histórias —, quando os pacientes podiam despreocupadamente descartar um membro, pedindo à enfermeira a gentileza de levá-lo junto com a bandeja do café. Tais pacientes, que em todos os outros aspectos apresentavam reações e afetos perfeitamente normais, podiam mostrar uma extraordinária indiferença para com os membros afetados. Essa foi uma das razões, observou Babinski, por que foram diagnosticadas histeria, esquizofrenia ou algum outro distúrbio "dissociativo" para muitos desses pacientes. *Havia*, realmente, uma espantosa "dissociação" — não só na esfera neural, mas também na emocional e na existencial. Isso, porém, não se devia à repressão de um conceito e afeto, mas era uma conseqüência de desconexão neural.

Ainda muito moço, Freud escreveu, por sugestão de Charcot, um ensaio clássico sobre a distinção entre paralisias orgânicas e histéricas, e teria ficado muito perplexo ao saber, na fase final de sua vida — a síndrome de Pötzl foi descrita em 1937 —, que *algumas* características que facilmente poderiam ter sido consideradas "histéricas" — a dissociação e a indiferença branda ou brincalhona — eram, naqueles casos, inteiramente orgânicas. Mais precisamente, ele teria ficado perplexo ao ver como uma pessoa e a estrutura de seu ego — que definia as fronteiras do que era "eu" e "não-eu" — respondiam na presença de uma ampla agnosia corporal. O próprio Freud, fundamentado na fisiologia e na biologia, não dissera sempre que "O Ego é antes de mais nada um Ego corporal?".

Bem, e então? Eu *tinha* a síndrome de Pötzl? Meu caso certamente parecia indistinguível dessa síndrome! Eu poderia ter sido usado numa demonstração didática dessa patologia "neuro-existencial" rara e singular — e, por um momento, imaginei-me, professor dr. Anton-Babinski-Pötzl-Sacks, demonstrando um caso fascinante da síndrome — em mim mesmo! E então, como na montanha, subitamente me dei conta de que o caso fascinante *era* eu — e não apenas um caso para o dr. Anton-Babinski-Pötzl-Sacks demonstrar e descrever por escrito, mas um paciente cheio de medo, com uma perna não só ferida e operada mas duplamente incapacitada, de fato inutilizada, pois ela já não era parte da imagem interna de mim mesmo — tendo sido apagada de minha imagem corporal, e também de meu ego, por alguma patologia de um tipo muito sério e inexplicável.

Em meu pobre paciente que eu vira naquela memorável véspera de Ano-Novo, uma neurocirurgia de emergência revelara um grande tumor vascular cobrindo o lobo parietal direito do cérebro. O tumor começara a sangrar enquanto ele dormia, e assim, quando ele acordou, a área relacionada à perna — a parte do cérebro na qual a posição e a presença da perna são representadas — havia sido praticamente obliterada. Em conseqüência, era-lhe impossível sentir sua perna normalmente — senti-la como presente ou parte de si mesmo; portanto, quando ele a descobriu, ela lhe pareceu um objeto estranho introduzido em sua cama — "a perna de alguém", "a perna de um cadáver", e, por fim, uma espécie de "imitação" fantástica, imaterial, de perna.

E quanto a mim? Estava claro que também eu tinha a síndrome de Pötzl, com extinção da perna esquerda — e que também eu, como meu paciente, devia ter alguma patologia considerável em meu lobo parietal direito. Aprendemos "fisiologia, anatomia, etiologia", e minha mente, com facilidade e habilidade, percorreu velozmente esses caminhos. A fisiologia era a de uma disfunção no hemisfério direito; a anatomia, em correspondência, era uma grande "lesão" nessa área. E a etiologia, a causa, o que era? Não pude duvidar nem por um momento: ocorrera um êmbolo, ou uma queda de pressão arterial, quando eu estava sob anestesia, e em decorrência eu sofrera um infarto cerebral, um vasto derrame em meu hemisfério posterior direito. "Complicação anestésica", escreveriam na ficha...

E pensar que daria nisso — que eu havia escapado, por milagre, da morte ou de uma desastrosa incapacidade na montanha, que fora levado, por meios infinitamente trabalhosos, a uma das melhores unidades ortopédicas do mundo, só para sucumbir a um derrame pós-operatório! Visualizei, num único panorama abrangente, repleto de detalhes mínimos e mortificantes, o penoso arremedo de vida que eu tinha pela frente com um derrame tão vasto — confinado a uma cadeira de rodas, humilhantemente dependente, e com uma perna ao mesmo tempo tão inútil e alienígena, tão amputada internamente, que seria melhor e mais simples amputá-la também externamente, o que pelo menos me livraria de arrastar para todo lado um membro totalmente inútil, sem função nenhuma e, efetivamente, morto. Ela deveria ser removida como se remove uma perna necrosada, pois *estava*, para todos os efeitos, necrosada: estava neuralmente, funcionalmente e existencialmente morta.

Permaneci absorto nessa visão, por um tempo imensurável, numa espécie de desespero gélido, fatalista; gemendo, pensando em suicídio e remexendo os dedos dos pés. *Os dedos dos pés!* Eu tinha esquecido — *meus dedos dos pés estavam perfeitos*! Lá estavam eles, rosados e lépidos, remexendo-se alegremente, como quem acha a maior graça naquele meu absurdo encadeamento de idéias. Por mais que eu pudesse ter sido um hipocondríaco pessimista e deprimido, eu não era ignorante em neuroanatomia elementar. Um derrame grande o bastante para ter extinguido todo o resto da perna certamente teria extinguido também o pé. Assim que isso me ocorreu, desatei numa tremenda gargalhada. Meu cérebro estava bem — eu não tivera um derrame. Eu não sabia o que eu tinha, mas derrame não era.

Toquei a campainha e a enfermeira Sulu reapareceu, a preocupação nitidamente estampada em seu jovem e plácido rosto.

"O que foi, doutor Sacks? O senhor está bem?"

"Ótimo", respondi. "Excelente! Melhor do que nunca! Descobri que meu apetite voltou. Você acha que seria possível me conseguir um sanduíche ou alguma outra coisa?"

"Santo Deus!", ela exclamou. "Como o senhor *muda*! Quando saí, parecia péssimo — pálido, trêmulo, com uma expressão medonha no rosto. E agora parece ótimo! Como no café-da-manhã!"

"Bem, é que estive pensando um pouco. Eu me deixei levar pela preocupação... se um sanduíche for difícil, só uma xícara de chá e biscoito."

"Mas o senhor pode ter o almoço completo, doutor Sacks. Ainda está sendo servido!"

"Está? Quanto tempo faz desde que você esteve testando a perna comigo?"

Ela olhou o relógio. "Nem dez minutos", falou. "Parece mais tempo?"

Nem dez minutos! Eu não conseguia acreditar no que estava ouvindo. Naqueles dez minutos, parecia-me, eu havia passado pela experiência de toda uma vida. Viajara por todo um universo de pensamento. Eu viajara tão longe — e ainda estavam servindo o almoço!

A enfermeira Sulu trouxe uma bandeja. Descobri que estava com uma fome de leão, o que parecia muito natural, depois de meus árduos esforços físicos e metafísicos da manhã — faminto e com os sentidos despertos, sequioso das boas coisas da vida.

Minha mente regurgitou, enquanto eu comia, as palavras do moço com tumor cerebral que "perdera" sua perna esquerda. Felizmente para ele, o tumor era benigno, e a pronta intervenção cirúrgica restaurou a função cerebral completa. Fui visitá-lo durante sua convalescença várias semanas depois, saber como ele estava passando, e se ele tinha alguma lembrança, ou sentimento, daquela véspera de Ano-Novo.

A experiência, ele comentou comigo, foi a mais estranha e apavorante de sua vida, e ele não teria acreditado que uma coisa assim fosse possível se não a tivesse vivenciado. Ele disse — repetiu a palavra — que foi "amalucada", que não teve sentido. Um de seus maiores temores era o de ter enlouquecido completamente. Isso foi agravado por suas tentativas de falar com o pessoal do hospital, que lhe dizia o tempo todo que aquilo não era "nada", que ele não fosse "bobo". Ele ficou imensamente feliz, imensamente grato, porque eu pelo menos o tinha escutado — porque muito embora eu fosse um estudante, e "não soubesse nada", eu tentara entender. Disse que ficou satisfeito, de certa forma, quando os neurocirurgiões (que eu chamara) lhe asseguraram que aquilo era real, que não estava em sua mente — apesar do medo ao pensar que ele estava com um tumor cerebral necessitando de cirurgia. Porém, mesmo tendo sido explicado o mecanismo da extinção, junto com a probabilidade de sua perna "voltar" depois de a pressão ser removida, ele descobriu que não conseguia acreditar naquilo. Não era — ele tentou explicar — como uma perda comum — como quando pomos alguma coisa no lugar errado. O que era tão medonho naquele tipo de perda era que a perna não fora posta num lugar errado, e sim que ela, efetivamente, perdera seu lugar. E como não havia mais nenhum lugar para onde ela pudesse voltar, ele simplesmente não via como sua perna *poderia* voltar. Sendo assim, nada do que qualquer um dissesse podia realmente tranqüilizá-lo, e quando diziam que sua perna voltaria, ele apenas assentia com um sorriso.

Sim, aquela era a minha situação. Minha situação, exatamente. A perna havia desaparecido, levando com ela o seu "lugar". Por isso não parecia existir a possibilidade de recuperá-la — e isso independentemente da patologia em questão. A memória poderia ajudar quando a expectativa não podia? Não! A perna desaparecera, levando com ela o seu "passado"! Eu já não conseguia me lembrar de ter tido uma perna. Não conseguia lembrar como algum dia já andara e escalara. Sentia-me inconcebivelmente desvinculado da pessoa que havia andado, corrido e escalado apenas cinco dias antes. Existia tão-somente uma continuidade formal entre nós. Havia um abismo — um abismo absoluto — separando o então e o agora; e nesse abismo, no vácuo, o antigo "eu" tinha sumido — o "eu" capaz de ficar em pé, correr e andar sem pensar, que era totalmente e irrefletidamente seguro de seu corpo, incapaz de conceber como seria possível surgirem dúvidas a respeito dele. Para esse abismo, para esse vácuo, fora do espaço e do tempo, a realidade e as possibilidades da perna haviam ido, e desaparecido. Muitas vezes eu achara a expressão "desaparecer no ar" ao mesmo tempo absurda e ainda assim misteriosamente significativa. Como que em reprimenda à minha descrença, minha própria perna havia desaparecido "no ar"; e, como o jovem paciente com sangramento do tumor cerebral, eu não conseguia imaginá-la retornando de nenhuma maneira "normal" ou física, pois ela desaparecera do espaço e do tempo — desaparecera e levara o espaço e o tempo consigo. Se tinha ido para o abismo, o vácuo, o "ar", teria de voltar do abismo, do vácuo, do "ar": o fantástico, estarrecedor mistério de ir só podia ter equivalente em um idêntico mistério de vir ou tornar-se. Ela sumira da existência (o que quer que se considerasse "existência); e pela mesma razão teria, de algum modo, de *voltar* à existência. Minha mente aturdia-se com esses pensamentos de dissolução e recriação. As águas tornavam-se cada vez mais profundas o tempo todo; eu não ousava pensar demais, temendo que elas viessem a se fechar sobre mim.

Como para dissipar essa névoa metafísica, apareceu-me subitamente, em imaginação, a robusta e exuberante figura do dr. Johnson. Meu inconsciente o chamara para me acordar de um pesadelo berkeleyano. Eu o visualizei com extraordinária clareza — e imediatamente o adorei, e adorei seu sólido bom senso. Quando lhe perguntaram sua opinião sobre a "doutrina berkeleyana" — a suposta irrealidade de objetos materiais —, sua resposta foi pregar um belo pontapé numa pedra e exclamar: "Bah! É *assim* que eu a refuto!". Eu sempre considerara essa uma resposta perfeita — teoricamente, praticamente, dramaticamente, comicamente: era o óbvio, a única coisa a fazer —, mas foi preciso o gênio johnsoniano para dá-la. Pois a resposta a tais questões é dada por *atos*.

Eu tinha uma vívida imagem mental do dr. Johnson chutando a pedra — tão vívida, tão engraçada, que eu não parava de rir comigo mesmo. Mas como eu poderia aplicar o "teste" de Johnson em mim mesmo? Eu ansiava por desferir um belo pontapé numa pedra e com isso mostrar a realidade da perna que chutou e da pedra chutada. Mas como eu podia chutar com minha perna inimaginável, "imaterial?". Eu não podia fazer nenhum contato com a pedra. E assim, o teste johnsoniano teria para mim um efeito contrário ao esperado, e seu fiasco, ou impossibilidade de aplicação, serviria apenas para confirmar a irrealidade da perna, e afundá-la ainda mais num círculo berkeleyano. A imagem de meu possante e audaz campeão esvaneceu-se. Até mesmo o bom Sam Johnson, vendo-se na minha posição, seria incapaz de refutá-la.

O lugar de Johnson em meu proscênio foi então tomado por Wittgenstein — imaginei que os dois homens, que pareciam ser tão diferentes, até que poderiam se dar muito bem (eu vivia inventando encontros e diálogos imaginários). Ouvi, na voz de Wittgenstein, as palavras iniciais de sua última obra, *Da certeza*: "Se você puder dizer, *Eis uma perna*, admitiremos todo o resto. [...] A questão é se tem sentido duvidar dela". (E só mais tarde me dei conta de que minha memória, ou imaginação, trocara "mão" por "perna".) A "certeza", para Wittgenstein, fundamentava-se na certeza do corpo. Mas a certeza do corpo fundamentava-se na ação. A resposta à questão de Wittgenstein — pode-se ter certeza da própria mão? — era erguer essa mão, ou socar o olho de alguém — como a resposta de Samuel Johnson foi chutar a pedra.

Johnson e Wittgenstein estavam de pleno acordo: alguém existia, e podia demonstrar isso, porque agia — porque podia erguer, ou chutar, uma pedra. De repente, pensei: um homem com um fantasma — uma perna fantasma — não poderia chutar uma pedra.

Subitamente me vi desolado e desamparado, e senti — pela primeira vez, talvez, desde que chegara ao hospital — a solidão essencial do paciente, uma espécie de isolamento que eu não sentira na montanha. Desesperadamente, agora, eu queria me comunicar, e ser tranqüilizado, como o jovem paciente que revelara, embora com dificuldade e constrangimento, o tipo de coisa que lhe acontecera. Eu precisava me comunicar sobretudo com meu médico e cirurgião: precisava dizer a *ele* o que me acontecera, para que ele pudesse comentar "Sim, mas é claro, eu compreendo".

Adormeci e acordei com a chegada de minha tia mais querida. Eu desejara sua vinda, mas duvidava que ela aparecesse, pois era seu aniversário. Animada, aos 82, depois de um café-da-manhã e de um almoço com amigos — outros mais viriam para o jantar, ela disse —, ela atravessara Londres para tomar seu chá de aniversário comigo, já que eu não podia, como era meu costume, ir tomá-lo com ela. Quando eu tinha me lembrado de repente, no café-da-manhã, de que era aniversário de minha tia, persuadira a enfermeira Sulu, quando ela viera me trazer o desjejum, a encontrar um livro para dar-lhe de presente, escolhendo, depois de alguma hesitação, *The maiden aunt in fact and fiction* [A tia solteira na realidade e na ficção]. Presenteei o livro com certo receio, dizendo que não o tinha lido, que talvez ele fosse horrível (embora dissessem que era excelente), e que talvez ela não gostasse da categoria de "tia solteira".

"Mas eu *adoro*!", ela comentou, pegando o livro. "Adoro ser uma tia solteira. Não desejaria ser nenhuma outra coisa. Especialmente uma tia solteira com 87 sobrinhos e sobrinhas, 230 sobrinhos e sobrinhas-netas, e todas as crianças que ensinei — minhas crianças — por sessenta anos! Contanto que o livro não nos retrate como estéreis ou solitárias!"

"Se retratar, eu o mandarei de volta para o autor!"

Ela remexeu na bolsa e tirou um embrulho. "E eu lhe trouxe um livro de presente de aniversário. Você estava fora no seu aniversário, lá no Ártico. Sei que adora Conrad. Já leu *este*?"

Desembrulhei o pacote e encontrei *The rover* [O andarilho]. "Não", respondi. "Mas o título me agrada."

"Sim", ela disse. "Combina com você, que sempre foi um andarilho. Há os andarilhos e os assentados, mas você é inquestionavelmente um andarilho. Parece viver uma aventura estranha atrás da outra. Eu me pergunto se algum dia ainda encontrará seu ponto de chegada."

Durante o adorável e tranqüilo chá — minha boa tia, não sei como, convencera a geralmente intimidante enfermeira-chefe a nos arranjar sanduíches e um enorme bule de chá —, sob o olhar afetuoso e confiável de minha tia, relatei algumas de minhas descobertas daquele dia.

Ela ouviu com atenção, sem dizer uma palavra. "Meu querido Bol", ela comentou, quando dei por encerrada minha narrativa, "você já esteve em águas muito profundas, mas esta é a mais profunda de todas." Uma sombra pareceu perpassar-lhe o rosto "Águas muito profundas", ela murmurou, meio que para si mesma. "Muito profundas, e estranhas e tenebrosas. Eu me pergunto..." Mas eu nunca soube o que ela se perguntava naquele momento, pois ela emergiu de sua abstração, interrompeu-se, olhoume de frente e disse: "Não consigo nem começar a compreender, mas tenho certeza de que isso *pode* ser compreendido, e que depois de vaguear de um lado para outro você chegará à compreensão. Você terá de ter muita lucidez, e força, e ousadia. Também terá de baixar a cabeça, e ser humilde, e reconhecer que existem muitas coisas além da compreensão. Não deve ser arrogante — e não deve se abater. E não deve esperar demais do cirurgião. Tenho certeza de que ele é um bom homem, e um cirurgião de primeira, mas isso está muito além dos domínios da cirurgia. Você não deve se zangar se ele não entender completamente. Não deve esperar dele o impossível. Deve supor, e respeitar, limitações. Ele há de ter todo tipo de limitações — todos temos. Limitações profissionais, limitações mentais e limitações emocionais, especialmente...". Ela parou, absorta em alguma recordação ou reflexão. "Os cirurgiões estão numa posição singular", ela disse por fim. "Enfrentam conflitos especiais. Sua mãe...", ela hesitou, sondando meu rosto. "Sua mãe foi uma cirurgiã dedicada, e uma alma muito delicada e sensível, e às vezes era-lhe difícil conciliar seus sentimentos humanos com a cirurgia. Seus pacientes eram pessoas que ela estimava, mas como cirurgiã ela tinha de vê-los como problemas anatômicos e cirúrgicos. Às vezes, quando mais jovem, ela parecia quase impiedosa, mas isso era porque tinha sentimentos intensos; ela teria sido esmagada por eles se não mantivesse uma rigorosa distância. Só mais tarde ela conseguiu um equilíbrio — esse equilíbrio essencial entre o técnico e o pessoal."

Então ela me exortou: "Seja delicado, Bol. Não *reaja* ao doutor Swan. Não o chame de 'o cirurgião'. Não soa humano! Lembre-se de que ele é humano — tão humano quanto você. Humano demais, provavelmente, e ainda mais tímido que você. O problema todo começa quando as pessoas esquecem que são humanas".

Palavras boas, sábias, simples. Quisera tê-las atendido! Quisera ter tido as raras brandura e magnanimidade que caracterizavam minha boa tia, a serenidade e a segurança íntimas que lhe permitiam enfrentar tudo com docilidade e até bom humor, e nunca exagerar, distorcer ou menosprezar.

Durante o segundo bule de chá — minha tia tomava tanto chá quanto o dr. Johnson — a conversa ficou mais descontraída, mais superficial, mais tranqüila, e as sombras sinistras, a terrível gravidade que eu sentira antes, incapazes de resistir à atmosfera brincalhona, pareceram dissolver-se e sumir naquela atmosfera alegre.

Enquanto se preparava para partir, inopinadamente, e em rápida sucessão, minha tia me contou três piadas, de uma obscenidade estarrecedora, mas contadas com recatada precisão e adequação de termos.

Desatei numa gargalhada tão violenta que tive medo de rebentar os pontos, e enquanto eu ria minha tia se levantou e saiu.

Sim, sim! Tudo haveria de ser compreendido, endireitado, providenciado. Tudo estava bem, e tudo ficaria bem. Ocorrera uma complicação sem importância, atribuível à cirurgia, ao trauma ou a ambos. Sua natureza era um pouco confusa para mim, mas tudo seria esclarecido por Swan de manhã. Ele era um bom homem, pelo que eu sabia; tinha anos de experiência em ortopedia; já devia ter visto esse tipo de coisa centenas de vezes; eu podia esperar um diagnóstico e um prognóstico simples e tranqüilizadores. Ele diria — bem, eu não sabia exatamente o que ele diria, mas ele diria a coisa certa, e tudo ficaria bem. Sim! Eu podia confiantemente colocar-me em suas mãos — eu devia ter pensado nisso antes, em vez de me consumir naquele esforço e pensamento árduo, solitário. Pensando em me ajudar, eu desnecessariamente me alarmara em excesso.

Que tipo de homem seria Swan? Eu sabia que ele era um bom cirurgião, mas não era com o cirurgião, e sim com a pessoa, que eu queria me relacionar, ou, antes, com o homem em quem, eu esperava, o cirurgião e a pessoa se fundiriam totalmente. Meu encontro com o jovem cirurgião em Odda fora perfeito, ao seu modo. Ele fora perfeito então, para aquele momento; mas agora minha situação era mais complexa e obscura, e um fardo mais pesado recairia sobre o dr. Swan. Ele não poderia saltitar, dançar, sorrir e ir embora; tinha uma grave responsabilidade, o peso de cuidar de mim por semanas ou meses. Eu não devia exigir demais dele ou sobrecarregá-lo com a intensidade de minha aflição. Se ele fosse um homem sensível, perceberia instantaneamente a aflição e a dissiparia com a serena voz da autoridade. O que eu não poderia fazer por mim mesmo em cem anos, precisamente por estar enredado na minha condição de paciente e não poder me ver fora dela, o que me parecia insuperavelmente difícil, *ele* poderia cortar num só golpe, com o bisturi do distanciamento, do discernimento e da autoridade. Ele não tinha de explicar; tinha só de agir. Eu não demandava um relatório atuarial, do tipo "Constatamos essa síndrome em 60% dos casos. Ela já foi atribuída diversamente a *x*, *y* e *z*. O índice de recuperação é estimado em tanto ou tanto, dependendo disso ou daquilo e de outros fatores imponderáveis". Eu requeria apenas a voz, a simplicidade, a convicção da autoridade: "Sim, eu compreendo. Isso acontece. Não se preocupe. Faça assim! Acredite-me! Logo você ficará bom". Ou palavras desse gênero — palavras totalmente diretas e transparentes, palavras sem o menor sinal de evasiva ou dissimulação.

Se ele não pudesse, realmente, tranqüilizar-me com palavras assim, eu gostaria que admitisse honestamente o fato. Respeitaria igualmente sua integridade e autoridade se ele me dissesse: "Sacks, que diabo, não sei o que você tem. Mas faremos tudo para descobrir". Se ele demonstrasse medo — um medo indisfarçado —, eu também o respeitaria. Eu respeitaria qualquer coisa que ele dissesse, desde que fosse franco e mostrasse respeito por mim, por minha dignidade como homem. Se ele fosse franco e direto, eu poderia suportar quase qualquer coisa.

Pensando na visita de Swan, que ele me compreenderia e me tranqüilizaria, consegui, finalmente, ter um repouso profundo. Eu tinha vivido o dia mais bizarro e assustador de minha vida — mais bizarro e assustador, a seu modo, do que aquele dia na montanha. Pois ali meus temores, embora supremos, eram naturais e reais — eu podia confrontar a idéia da morte, e o fiz. Mas o que me confrontava agora não estava na esfera do natural e do real. Havia perplexidade, de um tipo terrível. Mas Swan haveria de compreender isso, ele já teria visto casos assim antes; eu podia confiar que ele diria a coisa certa. Quantas vezes eu mesmo, como médico, misteriosamente acalmara as apreensões de meus pacientes — não com meus conhecimentos, habilidades ou qualificações, mas simplesmente os ouvindo. Eu não podia serenar a mim mesmo, não podia ser médico de mim mesmo; mas outro podia. Swan faria isso, amanhã...

Assim, o dia terminou com um sono profundo e confiante, um sono pesado e sem sonhos — pelo menos até a metade da noite. Depois disso mergulhei numa série de sonhos, sonhos de um tipo extraordinariamente grotesco e fantástico, sonhos como eu nunca tivera antes, nem na ansiedade, nem na febre, nem no delírio, nunca. Durante horas, cada vez com mais intensidade, fui vítima desses sonhos. Acordava deles brevemente, sobressaltado e horrorizado, só para tornar a entrar neles no momento em que voltava a adormecer. Em certo sentido, não se pareciam nem um pouco com sonhos — tinham um caráter monótono e fixo que nunca encontramos nos sonhos —, pareciam mais uma repetição de alguma realidade fisiológica imutável. Pois o meu sonho era um só: a perna — a não-perna. Sonhei repetidamente que o gesso era maciço, que eu tinha uma perna de giz, argamasssa ou mármore, inorgânica. Eu estava sentado numa cadeira, num jantar, talvez, ou em um banco no parque, aproveitando o sol — essas partes do sonho eram simples e prosaicas; mas o que quer que eu estivesse fazendo — eu nunca estava em pé ou andando —, havia aquele cilindro branco e pétreo no lugar da minha perna, fixo e imóvel como o de uma estátua. Às vezes não era de argamassa ou mármore, mas de algo friável e esfarelento, como areia ou cimento — e esses sonhos continham um medo adicional: o de não existir nada para manter coesa aquela massa areenta, nenhuma estrutura ou coesão interna, mas apenas uma superfície exterior, uma visualidade sem substância. Sonhei freqüentemente que a perna-gesso era totalmente oca — embora essa não seja uma palavra bem adequada: não tão oca a ponto de ser absolutamente vazia, um invólucro de gesso, uma mera casca, ao redor de nada, de um vazio. Às vezes era uma perna feita de névoa que, não obstante, retinha sua forma fixa imóvel; e às vezes — e isso era o pior — era uma perna feita de trevas ou sombras, ou uma perna impossivelmente feita de coisa nenhuma. Não houve nenhum tipo de mudança nos sonhos dessa noite. Ou melhor, houve mudanças que foram meramente periféricas ou incidentais, em aspectos secundários do contexto e do cenário. No centro de cada sonho estava aquele não-sei-quê imaterial, vazio. Nenhum dos sonhos parecia contar uma "história". Eram fixos e estáticos, como um quadro vivo ou um diorama, projetados exclusivamente, por assim dizer, para exibir seu assunto central monótono-aterrador, esse nada, esse fantasma, sobre o qual nada se podia dizer.

Eu acordava deles brevemente — devo ter tido dezenas naquela noite —, tomava um gole de água, acendia a luz, e ali, diante de mim, inalterada pelo meu despertar, jazia a realidade, ou irrealidade, de gesso e nada dos meus sonhos. Foi num despertar desses — a granulação prenunciadora da aurora insinuando-se pela janela — que percebi de repente que se tratava de sonhos neurológicos, não destituídos de determinantes obsessivos freudianos, porém centrados em um determinante orgânico inalterado. E então subitamente me dei conta de que, embora eu nunca tivesse tido sonhos assim antes, algumas vezes ouvira coisas exatamente nessa mesma linha de meus pacientes: pacientes com derrame, paraplegias, neuropatias severas — fantasmas de membros amputados; pacientes com variadas patologias e lesões, mas tendo em comum graves distúrbios da imagem corporal. O assunto do sonho que esses pacientes tinham, noite após noite — como eu teria —, baseava-se precisamente no distúrbio de sua imagem corporal, e nas pseudo-imagens, nos fantasmas, que o distúrbio engendrava. Meus sonhos, agora me parecia, confirmavam exatamente isso — aquela parte de minha imagem corporal, de meu ego corporal morrera de uma morte gélida. Muito susto, e muito alívio, seguiram-se a essa conclusão, e em seguida adormeci novamente — caí num sono profundo e sem sonhos, substituído, ao amanhecer, por um pesadelo dos mais curiosos, mas que parecia, a princípio, não ser mais do que um pesadelo "convencional". Estávamos em guerra — contra quem, e por quê, não era muito claro. O que estava claro, na boca de todos, era o medo de que o inimigo possuísse uma arma decisiva, chamada bomba de desrealização. Ela podia, sussurrava-se, *abrir um buraco na realidade*. Armas comuns apenas destruíam matéria que ocupava um determinado espaço; *esta* destruía o pensamento, e o próprio espaço-pensamento. Nenhum de nós sabia o que pensar ou esperar, pois, como nos fora dito, o efeito era impensável.

Como muitas pessoas em meu sonho, senti a necessidade de ficar ao ar livre, e estava com minha família no jardim de nossa casa. O sol brilhava, tudo parecia normal — exceto pela fantástica quietude à nossa volta. Subitamente, tive a sensação de que acontecera alguma coisa, de que alguma coisa estava começando a acontecer, embora não tivesse idéia do que fosse. Dei-me conta de que nossa pereira tinha sumido. Ela ficava um pouco à esquerda de onde eu estava olhando — e então, subitamente, não havia pereira, a pereira não estava lá.

Não virei a cabeça para investigar melhor. Por alguma razão, não me ocorreu nem mesmo olhar para outro lugar. A pereira tinha sumido, mas também sumira o lugar onde ela ficava. Não havia a sensação de um lugar vago; simplesmente o lugar não estava mais ali. Não estava mais? Eu podia ter certeza de que *alguma vez* estivera? Talvez não estivesse faltando nada. Talvez nunca houvesse existido uma pereira ali. Talvez minha memória ou imaginação estivesse me pregando uma peça. Perguntei a minha mãe, mas ela estava tão confusa quanto eu, e do mesmíssimo jeito: ela não podia mais ver a árvore, mas também duvidava que a pereira alguma vez houvesse estado lá. Seria a ação da bomba de desrealização ou nossas apreensões estariam gerando fantasias ridículas?

E agora estava faltando uma parte do muro do jardim — incluindo o portão que se abria para Exeter Road. Ou *estaria mesmo* faltando? Talvez nunca tivesse existido nenhum muro de jardim. Talvez nunca tivesse existido um portão que se abria para Exeter Road, e não tivesse existido Exeter Road. *Talvez nunca tivesse existido coisa alguma à esquerda*. Até minha mãe, que havia mudado de lugar e agora estava bem à minha frente, parecia *bissectada*, seccionada de um modo extraordinário. Ela parava no meio — não tinha a metade esquerda. Mas... mas... eu podia ter certeza de que ela possuía uma metade esquerda? A própria frase "metade esquerda" não era, por alguma razão, sem sentido? De repente fui dominado por intenso pavor e náusea. Senti que ia vomitar...

A porta se abriu de repente, e a enfermeira Sulu entrou com expressão muito preocupada.

"Desculpe entrar de supetão", ela falou, "mas espiei pelo vidro, o senhor estava terrivelmente pálido, parecia em estado de choque. E com o peito convulsionado, achei que estivesse com ânsia de vômito. O senhor está bem?"

Fiz que sim, entorpecido, olhando-a fixamente. "Por que o senhor está me encarando desse jeito?", ela perguntou.

"Ah... hum... nada", respondi. "É que tive um pesadelo." Não fiz questão de contar à enfermeira Sulu, que já tivera choques suficientes, que *ela* estava bissectada e que metade dela estava faltando. E naqueles primeiros segundos após ter despertado — ou eu estaria ainda meio adormecido? — tive a estranha sensação de que, talvez, ela estivesse completa daquele jeito. Recordei-me de ela ter dito, no dia anterior, que era "apenas semiqualificada", e por um momento associei essa informação com sua aparência. Então, subitamente, com imenso e delicioso alívio, percebi: eu estava tendo uma de minhas enxaquecas. *Eu perdera totalmente o campo visual à esquerda e, com isso, como às vezes acontece, a noção de que havia (ou tinha havido, ou poderia haver) um mundo à esquerda.* Meu escotoma de enxaqueca surgira durante o sono e formara a realidade fisiológica da "bomba de desrealização" e do estranho desaparecimento da pereira, do muro do jardim e da metade esquerda de minha mãe. E ao acordar vi que o sonho era realidade, ou melhor, vi que o que no sonho era real, e não meramente encenação, cenário, simbolismo, era igualmente real agora que eu estava acordado.

"Mas o senhor *realmente* está pálido e parece nauseado", insistiu a enfermeira Sulu, falando normalmente apesar de só ter metade do rosto.

"Bem, sim, é que acordei com enxaqueca — uma de minhas auras." Dei uma risadinha. A meia visão, *hemianopsia*, parecia muito engraçada agora que eu sabia do que se tratava e que logo passaria. "Mas logo estarei bem. Talvez uma boa xícara de chá e algumas torradas, daqui a alguns minutos, quando meu estômago e minha visão" — ri de novo — "tiverem assentado."

Mais tranqüila, a enfermeira Sulu virou-se para a porta, recobrando nesse momento sua forma indivisa.

Mas o fato de saber de minha hemianopsia, com hemi-inatenção superadicionada para o lado afetado — saber isso, intelectualmente, não contribuía para alterar o hiato na percepção, ou melhor, o hiato no sentido, a sensação de que *não* havia nada além do que eu enxergava e que, portanto, era inútil olhar ou procurar a suposta metade "esquerda" do quarto. Com tremendo esforço da vontade, como alguém que se força a sair de um pesadelo centímetro por centímetro, virei a cabeça para a esquerda. E ali, graças a Deus, surgiu à vista o resto da minha cama, a janela semicoberta, a pálida litografia (retratando lorde Lister, o cirurgião, aparentemente estrangulando um paciente), a metade esquerda do quarto, e — ah! que bom saber que eu ainda o tinha — meu braço esquerdo esparramado no travesseiro. Absurdamente aliviado de encontrar tudo no devido lugar, tornei a endireitar lentamente a cabeça, achando graça no gradual desaparecimento, mais uma vez, da metade esquerda de meu campo visual, da metade esquerda do quarto, da metade esquerda do mundo, da idéia de "esquerda".

Sim, eu conseguia achar engraçado e instrutivo, *agora* — agora que sabia o que estava acontecendo, e que era transitório —, mas no sonho fora absolutamente apavorante, e também nos primeiros momentos depois que despertei, antes de me dar conta do que acontecera. Quando criança, lembrei, eu sentia um medo indescritível ao sofrer esses ataques. Naqueles anos vulneráveis eu adquiri uma percepção muito aguçada de duas coisas: primeiro, a menor alteração ou distúrbio em minhas percepções, e segundo, os perigos de revelar qualquer uma dessas mudanças às pessoas erradas, que podiam me considerar mentiroso ou doido.

Esses pensamentos passaram-me rápido pela mente enquanto eu ainda tinha a hemianospia, e foram seguidos por uma sensação súbita e penetrante de analogia e compreensão: "Ora, mas isso é o que está acontecendo com a perna! Como pude ser tão bobo? Tenho um escotoma para a perna! O que estou sentindo com a metade de meu campo visual é essencialmente semelhante ao que sinto com minha perna. Perdi o 'campo' da minha perna exatamente como perdi parte de meu campo visual".

Senti um alívio imenso quando essa noção ficou clara em minha mente. Isso não solucionava todos os outros tipos de questões e incertezas — incluindo a questão crucial de se eu finalmente melhoraria ou não — mas me dava um apoio fundamental e uma idéia para me amparar.

E agora — sim — algo estava acontecendo na metade cega de meu escotoma. Enquanto eu matutava, um delicadíssimo padrão filigranado havia aparecido, mais delicado e transparente que a mais fina teia de aranha, e com uma espécie de tênue movimento vibratório, tremulante, fervilhante. Tornou-se mais claro, mais brilhante, uma treliça de primorosa beleza geométrica, composta, agora eu podia ver, inteiramente de hexágonos, e cobrindo toda a metade do campo como uma renda diáfana. A metade faltante da sala agora se tornava gradualmente mais visível, mas permanecia toda ela contida nesse rendado, e assim parecia ter, ela própria, uma estrutura de treliça — um mosaico de peças hexagonais, perfeitamente encaixadas e justapostas umas às outras. Não havia a impressão de espaço, de solidez ou de extensão, nenhuma impressão de que havia objetos, exceto como facetas geometricamente apostas, nenhuma impressão de espaço e nenhuma impressão de movimento ou tempo.

Nesse momento, quando eu me deleitava com uma espécie de interesse desapaixonado, impessoal, matemático por aquela visão de mosaicos sem espaço e sem movimento (que eu já tivera antes, ocasionalmente), a enfermeira Sulu entrou trazendo chá com torradas. "O senhor parece *muito* melhor", ela comentou. "Num minuto parece quase morto, no minuto seguinte está de olhos brilhantes. Eu nunca tive um paciente tão mutável."

Agradeci pelo chá, que ela deixou no criado-mudo à minha direita, e então, impulsivamente, perguntei se ela poderia dispor de um minuto.

"O que é agora?", ela sorriu, pensando nos meus bizarros experimentos do dia anterior.

"Nada de mais", respondi. "Não vou pedir que *faça* nada. Mas será que você poderia, por favor, passar para o outro lado do quarto, perto da janela, talvez, ou daquela gravura sinistra de lorde Lister?"

Ela atravessou o quarto, e subitamente ela própria foi se transformando num mosaico: houve um momento espantoso, precisamente no meio, quando metade dela era mosaico e a outra metade, *real*. Ela se postou imóvel perto da janela, iluminada por trás pela luz matinal que se infiltrava — e, nesse momento, semidelineada e semi-iluminada, sua forma geometrizada na moldura da janela lembrou-me uma madona retratada num vitral medieval. De repente, me assustei. Ela se tornara inorgânica, parte do mosaico! Como perceber o movimento, a vida, naquele mundo cristalino?

Pedi a ela que olhasse a gravura, falasse, gesticulasse, fizesse caretas, qualquer coisa, contanto que se movesse. E agora, ao mesmo tempo encantado e receoso, percebi que o tempo estava fragmentado, tanto quanto o espaço, pois eu não via seus movimentos como contínuos, e sim como uma sucessão de fotografias de cena de filme, uma sucessão de diferentes configurações e posições, mas sem nenhum movimento intermediário, como o bruxuleio de um filme rodado muito devagar no projetor. Ela parecia transfixada naquele curioso estado mosaico-cinemático, que era essencialmente despedaçado, incoeso, atomizado. E eu não conseguia imaginar como aquele mundo quebrado de mosaico poderia em algum momento ganhar continuidade e coesão. Eu não conseguia imaginar — mas, inopinadamente, ele ganhou! O mosaico, a tremulação sumiram num átimo — e lá estava a enfermeira Sulu, não mais decomposta no espaço e no tempo, mas real e sólida, afável e viva, célere, bonita, outra vez no curso da ação e da vida. Tinha existido beleza, uma beleza matemática, no mundo cristalino, mas não a beleza da ação, não a beleza da graça.

"Pronto", falei todo contente. "Acho que você ajudou a espantar a aura! E a náusea sumiu completamente. Agora — sim, *agora* — eu aceito aquele salmão defumado que passou por aqui e deixou um cheirinho bom."

Comi um farto, um suntuoso desjejum, para grande surpresa da enfermeira Sulu, que me vira lívido e nauseado não fazia nem uma hora. Mas depois desses ataques, o paciente "quando desperta é outra pessoa" (escreveu o grande dr. Liveing), e eu de fato me sentia outra pessoa, ressuscitado, renascido depois daquela noite de horror e enxaqueca. Mas o que me deixava ainda mais feliz nesse renascimento era o sentimento de ter obtido, por analogia, alguma compreensão da minha perna. Essa compreensão não tinha efeito sobre a realidade fisiológica, mas a tirava da esfera do incompreensível, do irrevelável — eu podia discutir aquilo com Swan. Ele, eu tinha certeza, ficaria imensamente fascinado — e por sua vez poderia me tranqüilizar sobre as duas questões que agora importavam: o que causara meu escotoma e quanto tempo ele duraria? Havia outras perguntas que eu desejava fazer a ele, se o tempo permitisse: com que freqüência ele encontrava tais escotomas em seus pacientes, e havia boas descrições deles na literatura médica? Sim, não só eu seria tranqüilizado, como tanto precisava, mas também teria a chance de uma conversa estimulante com meu colega, o que tornaria mais claro para nós dois esse fascinante campo das fronteiras entre ortopedia e neurologia.

Estava tão empolgado com essa perspectiva que comi meu farto desjejum num estado de abstração, apreciando apenas subliminarmente o delicioso salmão defumado tostado.

No devido tempo, a enfermeira-chefe entrou.

"Nossa, que bagunça, doutor Sacks!", ela bronqueou, bem-humorada. "O senhor está todo cercado de livros, cartas e folhas de papel — e pelo visto deixou espirrar *tinta* nos lençóis!"

"É minha caneta-tinteiro", eu me desculpei. "Às vezes ela vaza."

"Bom, precisamos deixar tudo arrumado e na mais perfeita ordem depois do café. Hoje é o dia da Grande Ronda" (na voz da enfermeira-chefe a expressão parecia ganhar iniciais maiúsculas). "E o doutor Swan estará aqui logo, às nove!"

Sorrindo e fazendo cara de censura, ela saiu apressada.

"É gente boa", pensei, em minha euforia de salmão defumado. "Um pouco austera, um pouco mandona, mas é assim que uma enfermeira-chefe tem de ser. Tem um grande coração, a boa mulher, debaixo daquela voz ríspida, daquela fachada medonha."

Meu bule de chá foi confiscado antes da terceira xícara, e a enfermeira Sulu me trouxe uma bacia, sussurrando: "Depressa! Faça a barba!".

Removi a desalinhada pelugem de seis dias — tinham passado só seis dias desde que eu começara a subir a montanha? — e aparei a barba. Escovei os dentes e fiz gargarejo.

A enfermeira Sulu ajudou-me a sentar na cadeira, trocou os lençóis e arrumou o quarto. Depois me ajudou a voltar para a cama e disse: "A enfermeira-chefe gosta dos pacientes recostados eretos, bem no meio. Tente permanecer no centro. Não se incline para o lado!".

Concordei em seguir as instruções e lhe pedi que deixasse a porta aberta, pois eu entreouvira os sons da ala inteira sendo arrumada e posta na mais perfeita ordem — sons tão extraordinários que eu queria ouvi-los mais claramente. A enfermeira-chefe vociferava, mas bem-humorada, como um sargento. As enfermeiras e auxiliares corriam de um lado para outro, toda desarrumação e toda sujeira estavam sendo gradualmente removidas. Havia um clima em parte sério, em parte cômico de inspeção militar — botas engraxadas, perneiras alvejadas, barriga para dentro, peito para fora, tudo pronto e impecável.

A azáfama, o vozerio e as risadas eram tremendos. Pena que eu só podia ouvir, e não ver. Naquela balbúrdia colossal, tudo estava se ordenando sob o poder da voz e do olhar da enfermeira-chefe. Então vi a todos nós menos como uma praça de armas e mais como um grande navio sendo arrumado e posto na mais perfeita ordem para algum propósito.

Subitamente o alvoroço e o estardalhaço pareceram cessar, substituídos por um extraordinário silêncio. Ouvi sussurros, murmúrios nos quais nada pude distinguir.

E então Swan entrou, acompanhado pela enfermeira-chefe trazendo seus instrumentos cirúrgicos e cerimoniais numa bandeja, seguida pelo especialista residente e seus assistentes de avental branco comprido. Por fim vieram os estudantes, de avental curto e ar incomumente submisso. Formais e sombrios como uma procissão religiosa, o chefe e seu séquito adentraram meu quarto.

Swan não me olhou nem me cumprimentou, mas pegou a ficha pendurada no pé da cama e a examinou atentamente.

"Bem, enfermeira-chefe, como está o paciente agora?", ele perguntou.

"Sem febre agora, senhor", ela respondeu. "Retiramos a sonda na quarta-feira. Sua alimentação é por via oral. Não há inchaço no pé."

"Parece em ordem", disse o dr. Swan, e então se dirigiu a mim, ou melhor, ao gesso à minha frente. Deu-lhe pancadinhas incisivas com o nó dos dedos.

"Bem, Sacks, como lhe parece a perna hoje?"

"Parece bem, senhor", respondi, "cirurgicamente falando."

"Como assim — 'cirurgicamente falando'?", ele replicou.

"Bom, ahhhn...", olhei para a enfermeira-chefe, mas seu rosto era uma rocha. "Não há muita dor, e — ahhn — não há inchaço no pé."

"Esplêndido", ele falou, visivelmente aliviado. "Sem problemas então, certo?"

"Bem, apenas um." Swan fechou a cara, e comecei a gaguejar. "É que... é que... parece que não consigo contrair o quadríceps... e, ahhhn... o músculo não parece ter nenhum tônus. E... e... tenho dificuldade para localizar a posição da perna."

Tive a sensação de que Swan pareceu assustado por um momento, mas foi tão passageiro, tão fugaz que não pude ter certeza.

"Bobagem, Sacks", ele disparou, peremptório. "Não há problema nenhum. Absolutamente nenhum. Nada com que se preocupar. Nada mesmo!"

"Mas..."

Ele ergueu a mão, como um policial ao parar o trânsito. "Está completamente enganado", falou terminantemente. "Não há nada errado com a perna. Você está entendendo?"

Com um movimento brusco e, pareceu-me, irritado, ele se virou para a porta, e o grupo de assistentes respeitosamente se dividiu para abrir-lhe o caminho.

Tentei captar a expressão da equipe nessa virada, mas os rostos estavam fechados, não me disseram nada. A procissão se enovelou rápido e saiu do quarto.

Fiquei pasmo. Todas as incertezas e medos torturantemente sofridos, todo o tormento que eu suportara desde que descobrira meu mal, e todas as esperanças e expectativas que eu havia depositado nesse encontro — e agora isso! Pensei: que espécie de médico, que espécie de pessoa é essa? Ele nem me ouviu. Não mostrou preocupação. Ele não escuta seus pacientes — está se lixando. Um homem assim nunca ouve seus pacientes, nunca aprende com eles. Ele os descarta, ele os despreza, ele os considera uma nulidade. Mas então pensei — estou sendo terrivelmente injusto. Fui provocador, sem querer, quando disse "cirurgicamente falando". Além disso, estávamos os dois numa situação delicada, dada a formalidade, o caráter oficial da Grande Ronda. Nós dois, em certo sentido, éramos forçados a desempenhar papéis — ele o do Especialista Onisciente, eu o do Paciente Ignorante. E isso foi intensificado e piorado pelo fato de eu ser um colega dele, de ser visto como tal e de em parte ter agido como tal, e com isso nenhum de nós realmente soube muito bem qual a posição de cada um. E, repetindo, pude ter certeza de que ele não foi verdadeiramente insensível — eu tinha visto sentimento, sentimento intenso, que ele teve de suprimir, exatamente como a srta. Preston quando constatou a desnervação. Como teria sido diferente se tivéssemos nos encontrado como indivíduos — mas isso era impossível no contexto intimidador da Grande Ronda. Talvez tudo fosse diferente se eu pudesse falar discretamente com seu especialista residente — um cordial bate-papo em particular depois da Grande Ronda.

A enfermeira assistente disse "Sim", ela pediria a ele que viesse. Mas o especialista residente, lamentavelmente, estava exasperado e exasperante, obviamente aborrecido por eu ter solicitado mais esse encontro.

"Bem, Sacks", ele bufou, "o que é que há agora? Não lhe foi dito que não há nenhum problema? Tem alguma crítica à cirurgia ou aos cuidados pós-operatórios?"

"Nenhuma, absolutamente", repliquei. "Ambos parecem exemplares."

"Então *qual* é o problema?"

"Eu *sinto* algo de errado na perna."

"Isso é muito vago e subjetivo. Não é o tipo de coisa com que temos de nos ocupar. Nós, ortopedistas, somos na verdade carpinteiros, por assim dizer. Somos chamados para fazer um trabalho. Fazemos. E acabou-se."

"Já que você falou em carpintaria, é exatamente assim que me parece", repliquei. "Carpintaria seria o suficiente se se tratasse de uma perna de pau. E é exatamente *essa* a impressão que a perna me dá — de ser de madeira, não de carne, não viva, não minha."

"Sacks, você é um caso único", comentou o especialista residente. "Nunca ouvi nada parecido de um paciente antes."

"Não é possível que eu seja um caso único", falei com raiva, e com um pânico crescente. "Só posso ser constituído do mesmo modo que todas as outras pessoas! Talvez (minha raiva agora estava assumindo as rédeas), talvez você não ouça o que os pacientes dizem, talvez não esteja interessado nas experiências que eles têm."

"Não, de fato não posso perder tempo com 'experiências' desse tipo. Sou um homem prático, tenho um trabalho a fazer."

"Experiências à parte, então, a perna não *funciona*."

"Isso não é problema meu."

"Então é problema de quem? Especificamente, existe algum problema fisiológico. Que tal a opinião de um neurologista, testes de condução nervosa, eletromiogramas etc.?"

Ele se virou e não me deu resposta.*

---

* Só quatro anos depois fui submetido a testes de condução nervosa, eletromiogramas etc. Esses testes mostraram que ainda havia uma severa desnervação do quadríceps e marcante deficiência de condução no nervo femoral que o serve. Na época de minha alienação, de meu escotoma, essas deficiências seguramente foram profundas — ou absolutas.

3

LIMBO

Terra de negridão, de profunda escuridade, terra da sombra da morte e do caos, onde a própria luz é tenebrosa.

Jó 10:22

O escotoma, e suas ressonâncias, eu já experimentara — imagens do nada, apavorantes, vazias, que surgiam, e me oprimiam, especialmente à noite. Como um anteparo contra isso — eu havia desejado, e suposto — eu contaria com a compreensão e o apoio confortadores de meu médico. Ele me tranqüilizaria, me daria um ponto de apoio na escuridão.

Mas, de fato, ele fez o oposto. Ao dizer nada, porque disse "Nada", ele tirou um ponto de apoio, o ponto de apoio humano de que eu tão desesperadamente necessitava. Agora, duplamente, eu não tinha uma perna para me apoiar; sem sustentação, duplamente, adentrei o nada e o limbo.

A palavra inglesa *hell* (inferno) é supostamente cognata de *hole* (buraco) — e o buraco do escotoma é, de fato, uma espécie de inferno: um estado existencial, ou metafísico, em verdade, mas que, com toda a clareza, tem base e determinante orgânicos. O alicerce orgânico da "realidade" é removido, e é nessa medida que caímos em um buraco — ou num buraco-inferno, se nos permitirmos tomar consciência disso (o que muitos pacientes, compreensivelmente, por defesa, não fazem). Um escotoma é um buraco na própria realidade, um buraco no tempo tanto quanto no espaço, e portanto não pode ser concebido como tendo um fim ou um extremo. Assim como encerra a qualidade de um "buraco na memória", de amnésia, ele também encerra uma sensação de atemporalidade, de infinitude. A qualidade de atemporalidade, de limbo, é inerente ao escotoma.

Isso seria tolerável, ou mais tolerável, se pudesse ser comunicado a outras pessoas e se tornasse alvo de compreensão e simpatia — como o luto. Mas me foi negado quando o cirurgião disse "Nada", e com isso fui jogado em mais um inferno — o inferno da comunicação negada.

> O deleite secreto, a segurança do Inferno [diz o Diabo em *Dr. Fausto*] está em que ele não deve ser informado, é protegido da fala, não pode ser tornado público. [...] Silêncio, esquecimento, desesperança, são símbolos fracos e insignificantes. *Aqui tudo cessa.* [...] Nenhum homem pode ouvir seu próprio tom.

Senti-me afundar. O abismo me engolfou. Embora escotoma signifique "sombra" ou "escuridão" — e esse é o simbolismo usual do horror e da morte —, nos reinos sensitivo e espiritual eu era mais afetado pelo silêncio. Nessa fase eu li insistentemente *Dr. Fausto,* em especial a passagem sobre o Inferno — e sobre a música. De um lado, "Nenhum homem pode ouvir seu próprio tom"; de outro, o barulho, o abominável tumulto do inferno. E isso se materializava no meu quarto exíguo, naquela cela onde eu jazia, privado da música e oprimido pelo barulho. Eu ansiava — faminto, sedento, desesperado — por música, mas a droga do meu radinho não conseguia captar quase nada, pois os prédios, os andaimes quase impediam a recepção. E, por outro lado, perfuratrizes pneumáticas faziam zoada o dia inteiro, trabalhando no andaime a poucos metros de meus ouvidos. Assim, por fora havia insonoridade e barulho, e por dentro, ao mesmo tempo, um mortal silêncio íntimo — o silêncio da atemporalidade, da imobilidade, do escotoma, combinado ao silêncio da não-comunicação e do tabu. Impossibilitado, privado de comunicação, a sensação de excomunhão era extrema. Eu mantinha uma aparência afável e receptiva enquanto nutria um desespero íntimo e secreto.

"Se fitares o abismo, ele por sua vez te fitará", escreveu Nietzsche.

O abismo é uma lacuna, uma fenda infinita na realidade. Se chegarmos a notá-lo, ele pode se abrir debaixo de nós. Devemos nos afastar dele ou enfrentá-lo sem rodeios. Sou muito tenaz, para o bem ou para o mal. Quando minha atenção é atraída, não consigo desviá-la. Isso pode ser uma grande força ou uma grande fraqueza. Faz de mim um investigador. Faz-me obsessivo. Fez de mim, neste caso, um *explorador* do abismo.

Eu sempre gostara de me ver como um naturalista ou explorador. Havia explorado muitas terras neuropsicológicas estranhas — os mais remotos Árticos e Trópicos do distúrbio neurológico. Mas agora me decidi — ou fui forçado? — a explorar uma terra nunca mapeada. A terra diante de mim era Não-terra, Lugar Nenhum.

Todos os poderes cognitivos, intelectuais e imaginativos que outrora me haviam ajudado na exploração de diferentes terras neuropsicológicas eram totalmente inúteis, sem sentido, no limbo de Lugar Nenhum. Eu caíra fora do mapa, do mundo, do conhecível. Caíra fora do espaço, fora do tempo também. Nada poderia acontecer, nunca, jamais. Inteligência, razão, sentidos nada significavam. Memória, imaginação, esperança nada significavam. Eu havia perdido tudo o que antes me permitia um ponto de apoio. Entrara, forçado, em uma noite escura da alma.

Isso envolvia, primeiro, um medo muito grande. Pois eu tinha de abrir mão de todas as capacidades que normalmente dominava. Tinha de abrir mão, sobretudo, do sentido e do afeto da *atividade*. Tinha de admitir — e isso parecia horrível — o sentido e o sentimento de *passividade*. Recebi isso como uma humilhação, a princípio, uma mortificação de meu *self** — o *self* ativo, masculino, impositivo que na minha mente eu identificara com minha ciência, meu amor-próprio. E então, misteriosamente, comecei a mudar — a admitir, a acolher de bom grado essa abdicação da atividade. Comecei a me dar conta dessa mudança no terceiro dia de limbo.

* O termo *self* designa aqui um indivíduo, tal como representado em sua própria consciência e em seu ambiente. (N. T.)

Para a alma — perdida, perplexa na escuridão, na longa noite — nem mapas nem a mente mapeadora tinham utilidade. Tampouco, de fato, tinha utilidade o *temperamento* do mapeador — "Forte senso masculino... iniciativa... vigilância e atividade" (como escreveu um contemporâneo sobre o capitão Cook). Essas qualidades ativas poderiam ser valiosas mais tarde, mas naquele momento não me serviam para nada. Pois meu estado na noite escura era de passividade, uma passividade intensa, absoluta e essencial, na qual a ação — qualquer ação — seria inútil e perturbadora. O lema nesse período era "Seja paciente — agüente... Espere, fique quieto... Não faça nada, não pense!". Que lição difícil, paradoxal, de se aprender!

> Fica quieto, e espera sem esperança
> Pois esperança seria esperança da coisa errada; espera sem amor
> Pois amor seria amor pela coisa errada...
> Espera sem pensar, pois não estás pronto para o pensamento...
>
> Eliot

Tive de ficar quieto, e esperar na escuridão, senti-la como sagrada, a escuridão de Deus, e não simplesmente como cegueira e destituição (embora ela implicasse, efetivamente, total cegueira e destituição). Tive de admitir que minha razão estava confusa e que meus poderes e faculdades não tinham um lócus de ação e não podiam ser exercidos para alterar meu estado; tive até de me felicitar por isso. Eu não havia procurado essa situação, mas ela acontecera, e portanto eu devia aceitar — aceitar essa estranha passividade e essa estranha noite, esse estranho escotoma dos sentidos e da razão, não com raiva, não com terror, mas com gratidão e alegria.

Essa foi, pois, a mudança, a partir do terceiro dia de meu limbo, que me tirou de um sentimento de abominação e desespero, um sentimento de inferno hediondo e indizível, e me conduziu a um sentimento de algo totalmente, misteriosamente diferente — uma noite não mais abominável e escura, mas radiante, secretamente, com uma luz acima dos sentidos —, e, com isso, a uma curiosa, paradoxal alegria:

> Às escuras, e segura, Pela secreta escada, disfarçada, Ó ditosa ventura!
> Às escuras e escondida, estando já minha casa sossegada.
> Na noite ditosa, em segredo que ninguém me via,
> Nem eu via nada. Sem outra luz e guia senão a que no coração ardia.
> Aquela me guiava mais certo que a luz do meio-dia aonde Ele me esperava [...]
>
> São João da Cruz

Eu pensara, no orgulho da razão, na luz do meio-dia da razão, que tudo o que valia a péna realizar na vida podia ser realizado por força da razão e da vontade, por esse "forte senso masculino... iniciativa... vigilância e atividade" que anteriormente haviam caracterizado meus esforços. Agora, talvez pela primeira vez na vida, eu provara, fora forçado a provar, algo muito diferente — a experimentar, na condição de paciente, a mais extrema passividade; e a perceber que essa era a única atitude apropriada a tomar no momento.

Socialmente, eu precisava tentar ser ativo e adulto, e evitar depender de outros mais do que o mínimo necessário; mas espiritualmente — o que não era da esfera social, mas da íntima — eu tinha de renunciar a todas as minhas capacidades e pretensões, a toda minha iniciativa e atividade de adulto e ser pueril, paciente e passivo, na longa noite, sendo essa a única postura apropriada da alma naquele momento.

Pois até o comandante do avião, um sujeito expansivo e robusto, cheio de iniciativa, decidido e com um forte senso masculino, até ele não dissera: "A primeira coisa quando se é um paciente é: aprenda a ter paciência!", e antes disso, durante minha passagem pelo hospital, um dos cirurgiões residentes (infelizmente, não o meu), quando me viu exasperado, irritadiço, impaciente e preocupado, comentara com delicadeza:

"Tenha calma! O processo todo, a passagem por ele, é, na verdade, uma peregrinação".

E assim, meu limbo — que durou doze intermináveis dias — começou como um tormento, mas se transformou em paciência; começou como um inferno, mas se tornou uma noite escura num purgatório; humilhou-me, horrivelmente, tirou-me a esperança, mas então, com terna delicadeza, devolveu-a multiplicada por mil, transformada.

Nesse limbo, quando fiz minha jornada ao desespero e retornei — uma jornada da alma, pois minhas circunstâncias médicas permaneceram inalteradas, detidas na fixidez imóvel do escotoma e no acordo, amistoso, entre meus médicos e mim de não fazer nenhuma referência a "coisas mais profundas" — nesse limbo, nessa noite escura, não pude recorrer à ciência. Diante de uma realidade que a razão não podia resolver, fui buscar conforto na arte e na religião. Foram elas, e só elas, que puderam se fazer ouvir através da noite, puderam comunicar, puderam ter sentido, tornar mais inteligível — e tolerável: "Temos arte para que não venhamos a perecer da verdade" (Nietzsche).

A ciência e a razão não podiam falar sobre o nada, o inferno, o limbo; nem sobre a noite espiritual. Não tinham lugar para ausência, escuridão, morte. E, no entanto, essas eram as esmagadoras realidades daquele período. Recorri à Bíblia — especialmente aos Salmos, porque falavam continuamente sobre essas coisas, e sobre um retorno, misteriosamente, à luz e à vida mais uma vez. Recorri a eles como descrições, como relatos de caso, por assim dizer, mas também com esperança, como uma espécie de prece ou invocação. E recorri aos místicos, e ainda aos poetas metafísicos, pois eles também ofereciam formulação e esperança — poética, estética, metafórica, simbólica, sem o abrupto e óbvio comprometimento que a "religião" implicava.

Estudai-me, então, vós que sereis amantes
No outro mundo, isto é, na primavera vindoura
Pois sou toda coisa morta,
Em que o amor forjou nova alquimia.

Pois sua arte extraiu
Uma quintessência até do nada,
De arrastadas privações, e árido vazio,
Ele me arruinou, e regenerei-me,
Da Ausência, Escuridão, Morte; coisas que não são.

Donne

A ode de inverno de Donne, nascida de um inverno da vida, comunicava-me o tormento, e a esperança, da alma morta. Eu a murmurava muitas vezes para mim mesmo, especialmente as últimas palavras: "Regenerei-me/ da Ausência, Escuridão, Morte; coisas que não são". Ou, às vezes, apenas "Regenerei-me, hei de me regenerar". Eu as repetia numa espécie de litania ou solilóquio. Abraçava-as, segurava-as cada vez mais perto de mim, pois pareciam aludir a alguma esperança secreta, impossível, quando eu não podia ver razão para esperança.

Mas, por fim, os metafísicos e místicos foram postos de lado, permanecendo apenas as Escrituras, a fé impossível:

Tu, que me tens feito ver muitas angústias e males, me restaurarás ainda a vida, e de novo me tirarás dos abismos da terra.

Salmos, 71:20

Secretamente, meio cético, hesitante, sôfrego, eu me dirigia a esse inimaginável "Tu".

4

ATIVANDO

Mas por que meios pode o animal ser movido por princípios internos [...]? Por meio de que instrumentos? [...] comparemos com os autômatos [...] Será o primeiro um instrumento do espírito do movimento? Ou de causas naturais — como o movimento do coração?

William Harvey, *De Motu Locali Animalium*

Durante todos esses doze dias intermináveis porém vazios, a perna propriamente dita não mudou nada; permaneceu totalmente imóvel, atônica, sem sensações, no seu sepulcro branco de gesso. Sua absoluta fixidez e imutabilidade, sua substituição, digamos assim, por um cilindro branco inorgânico, sua falta de vida, sua qualidade petrificada e calcária foram-me representadas todas as noites, vezes sem conta. E meus sonhos — também eles não mudaram nada, mantiveram a mesma vividez eidética e diagramática, a mesma ausência de qualquer movimento, ou acontecimento, ou conseqüência, a mesma atmosfera morta que haviam mostrado da primeira vez que apareceram.

A *idéia* de qualquer progresso, qualquer mudança, ou qualquer indício ou esperança disso, foi continuamente anulada e obliterada até a manhã do sábado seguinte. Cito agora a seguinte anotação em meu diário:

Novos fenômenos da perna. Centelhas de dor, súbitas, incrivelmente fortes e extremamente breves, de alguma parte da perna, estroboscópicas em sua cegante intensidade e brevidade. "Dores-relâmpago" são semelhantes. [...] Essa dor convulsiona incrivelmente enquanto dura, mas sua duração é de apenas alguns milésimos de segundo. Gostaria de saber a fisiologia dessas extraordinárias centelhas de dor. Que diabo está acontecendo?

Também comecei a ter lampejos de contrações no músculo antes inerte e silencioso. Tanto as contrações como as centelhas têm uma qualidade quase espinhal, como se células sensitivas ou motoras isoladas estivessem envolvidas. [...]

Elas geram um sentimento duplo — parte medo, parte esperança. São obviamente patológicas. Seu caráter indica que se trata de uma genuína desnervação. Mas seu próprio surgimento é talvez um sinal de inervação retornando.

Nenhum movimento voluntário ainda é possível ou concebível, mas essas centelhas involuntárias — fulgurações e fasciculações — são talvez as primeiras faíscas de vida — e podem indicar que o músculo está se *preparando* para responder.

Essas fasciculações do músculo, nem um pouco "privadas", e sim perfeitamente visíveis por todos, representaram a primeira realidade positiva desde que dei entrada no hospital. Essas crepitações e centelhas eram um sinal e um penhor da recuperação neurológica, um indício de que alguma irritabilidade, alguma "vida" estava voltando ao músculo-nervo, desde a lesão sofrida duas semanas antes. Elas me deram uma forte impressão de atividade elétrica — uma espécie de "faradização" espontânea ou fulguração do músculo-nervo — uma ignição elétrica da tardia faísca de vida.

Minha impressão, fortíssima, era de uma tempestade elétrica — de relâmpagos pulando de uma fibra a outra, e de murmúrio e crepitação elétricos do músculo-nervo. Não pude evitar a lembrança do monstro de Frankenstein, ligado a um pára-raio e crepitando com vida ao receber as centelhas.

Assim, senti no sábado que estava "eletrificado", ou melhor, que uma parte pequena e periférica do sistema nervoso estava sendo eletrificada e ganhando vida: não eu, *ela* — eu não tinha nenhum papel naquelas centelhas e espasmos locais e involuntários. Não tinham nada a ver *comigo*, com minha vontade. Não se ligavam a nenhum sentimento de intenção ou volição, nem a idéia alguma de movimento. Não estimulavam, nem eram estimulados, por idéia ou intenção; portanto, não comunicavam nenhuma qualidade *pessoal*; não eram voluntários, não eram *ações* — apenas centelhas esporádicas na periferia; não obstante, eram um claro e muito bem-vindo sinal de que, não importava o que houvesse acontecido, ou estivesse acontecendo, perifericamente, agora começava a evidenciar-se algum retorno da função — função anormal, paroxísmica, em centelhas, mas qualquer função era melhor do que nenhuma.

Durante todo o limbo ansiei por música, mas fui frustrado em meus esforços para obtê-la. No meio da semana eu estava farto de meu rádio imprestável, e pedi a um amigo que me trouxesse um toca-fitas e música. No sábado de manhã — naquele mesmo sábado, dia 7 — ele me trouxe seu toca-fitas com uma única fita, desculpando-se porque fora a única que encontrara. Era o *Concerto para violino* de Mendelssohn.

Eu nunca fora um aficionado de Mendelssohn, embora sempre tivesse gostado da vivacidade e primorosa delicadeza de sua música. Foi (e continua sendo) para mim um grande espanto que essa composição encantadora e trivial produzisse em mim um efeito tão profundo e, como se revelou, decisivo. A partir do momento em que a fita começou, dos primeiros compassos do *Concerto*, algo aconteceu, algo pelo qual eu palpitava e ansiava, algo que eu vinha buscando cada vez mais freneticamente a cada dia que passava, mas que me havia escapado. Súbito, fantasticamente, fui movido pela música. Arrebatadora, prodigiosa, palpitante, a música parecia viva — e me transmitiu uma doce sensação de vida. Senti, com os primeiros compassos da música, uma esperança e uma insinuação de que a vida retornaria à minha perna — de que *ela* seria despertada, e se agitaria, com movimento original, e lembraria ou recriaria sua melodia motora esquecida. Senti, naqueles primeiros compassos divinos da música, como que uma revelação do princípio animador e criador do mundo inteiro, senti que a própria vida era música, ou consubstancial com a música, que nossa carne viva e móvel era, ela própria, música "sólida" — música que se tornou de carne, substancial, corpórea. Tive um certo sentimento intenso, arrebatador, quase místico, de que a música, de fato, poderia ser a cura para meus problemas — ou, pelo menos, algum tipo indispensável de chave.

Ouvi o *Concerto* repetidamente. Eu não me cansava dele: não queria outra coisa. Cada vez que o ouvia, meu espírito se revigorava e se reanimava. Cada execução parecia abrir novos horizontes. Eu me perguntei se a música não seria a própria *partitura* da vida — a chave, a promessa, de ação e vida renovadas.

No sábado e no domingo, o sentimento de desesperança, de escuridão interminável se dissipou. Tive a impressão — não de um amanhecer, mas das primeiras insinuações de um amanhecer: ainda era o auge do inverno, mas talvez viesse uma primavera. Como, eu não sabia — ela não podia ser concebida, não era uma questão que pudesse ser resolvida (e nem mesmo abordada) por conjectura ou raciocínio. Não era um problema, e sim um mistério com que eu defrontava — o mistério de um novo começo e ativação. Talvez fosse necessário haver, antes disso, escuridão e silêncio infinitos. Talvez esse fosse o útero, o útero-noite, no qual a vida era criada.

Naquele fim de semana não só a desesperança dissipou-se um pouco, mas também emergiu um tipo curioso de contentamento e alegria. Havia o sentimento de uma possível convalescença. A impressão de renovação crescia em mim.

Cada vez que eu ouvia Mendelssohn, no toca-fitas ou na mente, e cada vez que eu tinha um súbito espasmo elétrico do músculo, esse espírito de esperança tornava a se apossar de mim. Mas minha esperança era, em certo sentido, teórica — não estava claro que eu tinha qualquer motivo de esperança. Eu ainda pensava na perna, na carne, como "acabada". O que era a música, o que eram aqueles agradáveis sentimentos, se me faltava o mecanismo, o instrumental da carne? Eu precisava desesperadamente ver a perna

— ver que sua substância, sua carne, sua realidade estava intacta. E por sorte, no momento certo, isso ocorreu no dia seguinte.

Na segunda de manhã, o 14º dia depois da cirurgia, eu devia ir à Sala de Gesso para exame do ferimento e retirada dos pontos. Naquelas duas semanas, na verdade desde a noite do acidente, eu não pudera realmente ver a perna — ela ficara sempre envolta e encaixotada em gesso. Havia algo no gesso — tão uniforme, tão sem feições, com sua brancura sepulcral e aquela forma que parecia a paródia obscena de uma perna — que despertava horror: e por isso, de fato, ele teve um papel importante em meus sonhos.

Na véspera do dia marcado para a retirada de meu gesso, esses sonhos atingiram um clímax medonho: eu sonhava, acordava brevemente, recaía nos mesmos sonhos — centenas de vezes devo ter sonhado que o gesso era vazio, ou totalmente maciço, ou cheio de uma repugnante massa de ossos putrefatos infestados de vermes, insetos e pus. A alegria, o júbilo e o contentamento mendelssohniano haviam desaparecido por completo. Quando finalmente chegou o pálido amanhecer cinzento da segunda-feira, eu estava trêmulo e fraco, nauseado demais para comer, para dizer qualquer coisa ou pensar. Jazi como um cadáver no leito, esperando para ser levado.

O próprio termo "sala de gesso", em inglês *casting room*, tinha ressonâncias sinistras, atemorizantes. Mesmo a palavra *cast* (gesso) assumia outros significados inquietantes. Percebi que imagens irrompiam em minha mente — da Sala de Gesso como um lugar onde se moldava (*cast*) e se rejeitava (*cast away*); onde novos membros e corpos eram fundidos pelo Fundidor (*Caster*), e membros velhos e inúteis eram rejeitados (*cast away*). Essas fantasias brotavam sem parar em minha mente, e eu não conseguia repudiá-las, por mais absurdas que fossem.

Foi um alívio, mas também um horror, quando os enfermeiros finalmente vieram me buscar, puseram-me na maca e saíram comigo do quarto. Fora do meu quarto! Pela primeira vez em quinze dias. Vislumbrei brevemente o céu enquanto esperávamos para descer. O céu! Eu o esquecera, esquecera o mundo lá fora, enquanto jazia em minha pequenina cela sem janela, em solitário confinamento, excitado, obcecado, a mente como uma panela de pressão de pensamentos. O barulho da maca rolando parecia monstruosamente alto, e me sugeria sempre o barulho da carreta que leva os presos para a guilhotina, a idéia de estar sendo levado para a morte — ou algo pior do que a morte: a realização de um abominável pesadelo, no qual todas as minhas fantasias sobre o misterioso, o não-vivo, o irreal, se revelariam reais.

A Sala de Gesso era pequena, branca, sem nada que chamasse a atenção, alguma coisa entre uma sala de cirurgia e uma oficina, com tesourões e outros implementos pendurados na parede — as estranhas, assustadoras ferramentas da Arte do Fundidor. Os enfermeiros colocaram-me sobre um bloco elevado no centro — que me pareceu um misto de catafalco e bancada de açougueiro — e saíram, fechando a porta. Fiquei subitamente sozinho naquela sinistra sala silenciosa.

E então percebi que não estava sozinho. O Fundidor, de avental branco, estava num canto. Por alguma razão eu não o notara quando me trouxeram na maca. Ou talvez ele houvesse chegado sem eu perceber. Pois, curiosamente, ele não pareceu mover-se, e sim materializar-se de repente em diferentes partes da sala. Estava aqui, estava ali, mas eu nunca o surpreendia em trânsito. Tinha um rosto estranhamente imóvel, esculpido, feições de gravura medieval. Poderia ter sido o rosto de Dürer, ou uma máscara de gárgula imaginada por Dürer.

Convoquei minhas boas maneiras e cumprimentei, "Olá, senhor Enoch. O tempo está esquisito hoje, não acha?".

Ele não respondeu — nem um movimento, nem um meneio.

Fiz mais alguns comentários vagos, mas fui me calando, sem graça, pois ele não respondia e continuava em pé, imóvel no canto, de braços cruzados e olhos cravados em mim. Fui ficando cada vez mais nervoso — passou-me pela mente que ele poderia ser louco.

E então, subitamente, sem nenhum movimento intermediário, ele não estava mais no canto, mas perto da parede dos tesourões e ferramentas. E agora, num átimo, ele empunhava o tesourão. O instrumento me parecia monstruosamente grande — e o homem também. Tive a sensação de que com um só corte ele poderia cortar fora minha perna, ou me dividir em dois.

Num pulo ele estava debruçado sobre mim, de tesourão aberto, pronto para o primeiro corte. Eu queria gritar "Socorro!, alguém, qualquer um, entrem aqui! Estou sendo atacado por um louco com um tesourão". Minha razão me dizia que era tudo fantasia, que o sr. Enoch poderia ser um tanto esquisitão e taciturno, mas com certeza era um artífice hábil e responsável. Por isso me controlei, sorri e não disse uma palavra.

Ouvi então um som tranqüilizador — um leve rangido do gesso sendo aberto. Não acontecera nenhum ataque terrível! O sr. Enoch estava calmamente fazendo seu trabalho. Ele cortou o gesso de ponta a ponta e então com delicadeza o abriu, deixando a perna exposta. O gesso, ele jogou com leveza num canto. Isso me espantou, pois eu pensava que aquele gesso era tremendamente pesado, no mínimo uns vinte quilos. Amigos meus, quando lhes pedi, haviam erguido as duas pernas e comentado: "Nossa! A que está engessada pesa uma tonelada — pelo menos uns vinte quilos a mais que a outra". Pelo modo como o sr. Enoch segurou o gesso e o jogou com tanta facilidade num canto, aquilo evidentemente não pesava quase nada, e o peso morto da perna, os vinte quilos a mais, provavelmente eram devidos à ausência total de tônus muscular no membro — o tônus postural normal que encontramos até mesmo no mais profundo relaxamento ou sono.

O sr. Enoch afastou-se, ou melhor, desapareceu subitamente e reapareceu de repente no seu canto original, com um tênue sorriso enigmático nos lábios.

Entraram então a enfermeira-chefe e o cirurgião residente, apressados, sorrindo e batendo papo, como se nada tivesse acontecido — *nada* tinha acontecido.

A enfermeira-chefe disse que iria retirar os pontos, mas o cirurgião residente interferiu: "Não quer *olhar* sua perna? Afinal, já faz mais de duas semanas que não a vê!".

Se eu queria? Com toda a certeza, e com sofreguidão, com ânsia; e no entanto eu temia, acovardava-me, sem saber o que haveria de ver; e de mistura com esses dois sentimentos havia uma curiosa ausência de sentimento — uma espécie de indiferença, real ou defensiva — que me levava a não me importar com o que veria.

Com a ajuda do residente, ergui-me apoiado em um braço e contemplei demoradamente a perna.

Sim, ela estava ali! Incontestavelmente ali! O gesso não era vazio nem maciço, como eu temera, e também não continha uma massa de terra, ou esterco, ou ossos de galinha putrefatos. Ele continha uma perna, de dimensões aproximadamente normais, embora muito definhada em comparação com sua parceira, e com uma cicatriz longa e nítida de uns trinta centímetros de comprimento. Uma perna — e contudo, não uma perna: havia algo totalmente errado. Tranqüilizei-me imensamente e ao mesmo tempo me inquietei, fiquei profundamente chocado. Pois, embora ela estivesse "ali", não estava realmente.

Ela estava "ali", com efeito, em um sentido, digamos, formal, factual: visualmente ali, mas não de um modo vivo, substancial ou "real". Não era uma perna real, não era absolutamente uma coisa real, apenas uma mera semelhança que eu tinha diante de mim. Surpreendi-me com a bela, quase translúcida delicadeza daquele membro; e me surpreendi com sua irrealidade absoluta, quase aterradora. Era primoroso, sem vida, como um admirável modelo de cera num museu de anatomia.

Cautelosamente, levei a mão até lá para tocá-la — e o tato foi tão estranho e equivocado como a visão. Ela não só parecia de cera, mas dava a sensação de ser de cera — caprichosamente moldada, inorgânica e fantasmagórica. Não consegui sentir os dedos tateantes junto com a perna, por isso a apertei, belisquei, puxei um pêlo. Poderia ter-lhe cravado uma faca, pois nada sentia. Não havia absolutamente sensação nenhuma — era como apertar e espremer uma massa de pão sem vida. Era evidente que eu possuía uma perna que parecia anatomicamente perfeita, e que fora habilmente reparada, e curada sem complicação, mas ela parecia, à vista e ao tato, fantasticamente alheia — uma réplica sem vida anexada a meu corpo. Tornei a pensar no moço daquela remota véspera de Ano-Novo, seu rosto pálido, amedrontado, e a consternação quando ele murmurou: "É só uma imitação. Não é real. Não é minha".

"Bem, você está examinando com bastante atenção", comentou o residente. "O que acha? Fizemos um bom trabalho, não foi?"

"Sim, sim", respondi, atordoado, tentando organizar os pensamentos. "Vocês fizeram um bom trabalho, bonito, bonito mesmo. Agradeço muito, e os parabenizo. Mas..."

"Ora, mas o quê?", ele perguntou, sorrindo.

"Ela parece bem — *está bem*, cirurgicamente falando."

"Como assim — 'cirurgicamente falando'?"

"Bom, é que ela não me dá a sensação de estar bem. Parece... meio esquisita, parece que não está certa, que não é minha. É difícil explicar."

"Não se preocupe, meu caro", disse o residente. "Ela foi muito bem trabalhada, meu velho. Você vai ficar novo em folha. A enfermeira vai retirar os pontos agora."

A enfermeira-chefe adiantou-se, com sua faiscante bandeja de instrumentos, dizendo: "Não deve doer muito, doutor Sacks. Provavelmente sentirá uns beliscões. Se doer, podemos usar algum anestésico local".

"Vá em frente", respondi. "Avisarei se doer."

Mas, para minha surpresa, ela não pareceu ir em frente; parecia apenas remexer nas coisas, com sua tesoura e seu fórceps — remexer de um jeito muito estranho, ininteligível. Observei-a, perplexo, por algum tempo, e então fechei os olhos. Quando os abri, ela havia parado aquele remeximento estapafúrdio que, supus, devia ter sido algum tipo de aquecimento ou atividade preparatória; presumi que ela agora estava pronta para tirar os pontos.

"Vai começar agora?", perguntei.

Ela me olhou espantada. "Começar!", exclamou. "Ora, acabei de terminar! Tirei todos os pontos. E devo dizer, você se comportou muito bem. Quieto como um cordeirinho. Você deve ser muito estóico. Doeu muito?"

"Não", respondi. "Não doeu nada. E eu não estava sendo corajoso. Eu não senti nada do que você fez. Não tive sensação nenhuma quando você puxou os pontos." Omiti o comentário, imaginando que soaria estranhíssimo, de que eu deixara totalmente de perceber que ela estava tirando os pontos, que de fato eu não conseguira entender seus atos nem achara que eles tinham algum sentido ou alguma relação comigo, e por isso confundira todos os seus movimentos com um remeximento inconseqüente. Mas fiquei confuso, desnorteado, com essa história. Isso me trouxe novamente a idéia de como a perna me era estranha, alheia, exilada de mim. E pensar que eu pudera ver a enfermeira executando todos os movimentos característicos de cortar e puxar os pontos, mas só fora capaz de imaginar que ela estava se aquecendo e se preparando para a atividade propriamente dita! Seus atos pareceram sem sentido e irreais, presumivelmente, porque a perna me parecia sem sentido e irreal. E porque a perna me parecia sem sentido, em todos os sentidos de "sentido", absolutamente sem sentido e sem relação comigo, também os movimentos da enfermeira assim me pareceram quando estiveram relacionados à perna. Assim como a perna era meramente um arremedo, também os movimentos da enfermeira, sua retirada dos pontos, pareceram meramente um arremedo. Ambos haviam sido reduzidos a um arremedo sem sentido.

Vendo infundados meus horríveis medos e fantasmas, vendo a perna ao menos formalmente intacta e ali, conseguindo por fim tranqüilizar-me infinitamente quando o sr. Enoch ergueu meu calcanhar da bancada e meu joelho se mostrou firmemente encaixado, no lugar exato, e vendo que o horror da ausência de joelho, do deslocamento, da desarticulação desaparecera — subitamente senti um alívio incomensurável: um alívio tão doce e intenso, permeando de tal maneira todo o meu ser, que mergulhei em êxtase. Com essa doce e repentina restauração da confiança, a súbita e profunda alteração de ânimo, a perna foi totalmente transformada, transfigurada. Ainda parecia fundamentalmente estranha e irreal. Ainda parecia fundamentalmente sem vida. Mas se antes ela suscitava a idéia de um cadáver, agora me fazia pensar num feto, ainda não nascido. A carne parecia, de certo modo, translúcida e inocente, como carne que ainda não recebera o sopro da vida.

Até então, em teoria, a carne estava ali, anatomicamente curada, mas ainda não ativada. Jazia ali paciente, radiante, não real ainda, mas quase pronta para nascer. O sentimento de perda terrível e irrecuperável transformou-se em um sentimento de misteriosa latência. Ela jazia ali, em uma estranha suspensão, ou limbo, uma paisagem misteriosa entre a morte e o nascimento...

> ... entre dois mundos, um morto
> O outro impotente para nascer
>
> Arnold

Carne que ainda era tão sem vida quanto o mármore, mas, como a carne marmórea de Galatéia, poderia ganhar vida. E até o novo gesso tinha sua parte nesse sentimento: eu detestara o anterior, achara-o pútrido, obsceno, mas imediatamente me afeiçoei ao novo gesso que o sr. Enoch estava colocando com cuidado, camada após camada, em torno de minha nova perna rosada. Esse gesso eu achei elegante, bem-feito, até chique. Mais importante, pensei nele como uma espécie de crisálida benéfica, que protegeria a perna para que ela se desenvolvesse por completo, até estar pronta para sair da casca, para renascer.

Quando me levaram da Sala de Gesso de volta para o quarto, subimos de elevador e paramos perto das amplas janelas, agora abertas para arejar. O céu, que estivera escuro e pesado, passada a tempestade, agora se mostrava divinamente calmo e claro. Tive a impressão de que os próprios elementos haviam tido sua crise exatamente quando eu tivera a minha. Tudo estava resolvido agora, o céu claro e azul. Uma brisa deliciosa entrava pelos janelões, e eu sentia inebriado o sol pousar-me na pele. Foi minha primeira sensação do mundo lá fora em mais de duas semanas, duas semanas em que mofei, em desespero, em minha cela. E havia música, um novo rádio, quando voltei para o quarto — a maravilha de Purcel, Dido e Enéias — *e isso também, como o vento, o sol e a luz, chegou como um celestial restaurador para meus sentidos. Senti-me banhado na música, penetrado por ela, curado e ativado de todos os modos: divina música, espírito, mensagem e mensageira da vida!*

Aliviado de todas as ansiedades e tensões, seguro e confiante de que a perna retornaria, e de que eu me recuperaria e voltaria a andar — embora quando, e como, só Deus soubesse — caí subitamente num sono bem-aventurado: o sono da confiança. Um sono muito, muito profundo, ele próprio um curativo — meu primeiro repouso de verdade desde o dia do acidente —, o primeiro sono não interrompido por odiosos pesadelos e fantasmas. O sono da inocência, do perdão, da fé e da esperança renovadas.

Ao acordar tive um estranho impulso de flexionar a perna esquerda, e nesse exato momento eu o fiz! Ali estava um movimento antes impossível, que implicava a contração ativa de todo o quadríceps — um movimento até então impossível e impensável. E no entanto, num átimo, eu pensara nele e o executara. Não houve cogitação, preparo ou deliberação de nenhuma espécie; não houve "tentativa"; tive o impulso, fulminante — e fulminantemente eu agi. A idéia, o impulso, a ação foram tudo uma coisa só — eu não sabia dizer qual veio primeiro, vieram todos juntos. De repente "lembrei" como se movia a perna, e no instante da lembrança eu a movi. O saber o que fazer não teve nenhuma qualidade teórica — foi inteiramente prático, imediato — e imperioso. Veio-me de repente e de maneira espontânea — sem mais nem menos.*

Alvoroçado, toquei a campainha e chamei a enfermeira.

---

* Mas nada, talvez, é "sem mais nem menos" — toda emergência tem seus pré-requisitos. Nesse mesmo dia, antes de eu ter ido à Sala de Gesso, a enfermeira Sulu comentou que minha nádega esquerda estava perdendo massa. "Está terrivelmente atrofiada", ela disse. "O senhor só fica aí deitado. Exercite-a!" Por alguma razão, tendo a perna paralisada, eu tendera a permanecer deitado ou sentado inerte, sem tentar fazer nenhum movimento, nenhuma contração, dos músculos da nádega, *gluteus maximus*, do lado esquerdo. Agora, espicaçado, tentei contraí-los — e os contraí de imediato, com força, sem dificuldade. Além disso, observei que, ao fazê-lo, alguma coisa se retesou, endureceu, na parte exterior da coxa. Como pode ser isso, pensei, o quadríceps está paralisado, não posso contraí-lo, voluntariamente, de jeito nenhum. E então percebi que não era o quadríceps que se contraía, e sim um músculo delgado do seu lado externo, o *tensor fasciae lata*, um músculo cujo suprimento de nervos é igual ao dos glúteos, e não ao do anatomicamente adjacente (e

"Veja!", exclamei. "Eu fiz, eu consigo!"

Mas quando tentei mostrar-lhe, não aconteceu nada. O conhecimento, o impulso haviam sumido do mesmo modo que tinham chegado, subitamente, misteriosamente. Envergonhado e perplexo, voltei ao meu livro — mas meia hora depois, e de novo enquanto eu pensava em outra coisa, espontaneamente, sem pensar, tornei a ter o mesmo impulso. O impulso, a idéia, a lembrança retornaram num átimo — e movi a perna (se é que "mover" não denota demasiada deliberação para descrever o movimento totalmente impremeditado, espontâneo que ocorreu). Mas alguns segundos depois voltou a ser impossível. E assim foi pelo resto do dia. A capacidade de mover, a idéia de mover, o impulso de mover subitamente me voltavam — e desapareciam com a mesma rapidez, assim como uma palavra, ou um rosto, um nome, uma melodia podem estar na ponta da língua, ou ao alcance imediato da visão ou da audição, e então, com a mesma rapidez, desaparecem. A capacidade estava retornando, mas ainda era instável, precária, ainda não firmemente segura em meu sistema nervoso ou em minha mente. Eu estava começando a me lembrar, mas a memória vinha e ia. Num instante eu sabia, e no instante seguinte não sabia mais — como um afásico com as palavras.

O termo "ideomotor" ocorreu-me espontaneamente. Os lampejos que eu tivera anteriormente eram apenas motores, espasmos e contrações fragmentários de um músculo-nervo irritável — não havendo correspondência com nenhum impulso, idéia ou intenção interna. Nada tinham a ver *comigo* — ao passo que nesses lampejos, em contraste, ainda que involuntários, espontâneos, impremeditados, com toda a certeza, essencialmen-

funcionalmente similar) quadríceps. Por isso, ele foi poupado, e não paralisado como o quadríceps, quando sofri a lesão do nervo femoral. Ainda assim, sua contração — a primeira contração ativa em minha perna até então inerte — permitiu, por assim dizer, a concentração da atenção motora em minha coxa, um ligeiro retorno de sensação, e força, e vontade, para uma área que eu vinha considerando "morta" e "não minha" por catorze dias.

Ou será que, talvez, ativando células motoras na medula espinhal, a contração teria servido para reduzir a inibição espinhal, o "choque" reflexo que (como Swan mais tarde aventou) fora adicionado à lesão do nervo? Teria sido, em qualquer desses casos, um pré-requisito para a flexão "espontânea" dos flexores do quadril ocorrida mais tarde nesse dia?

te e fundamentalmente, *eu* tinha parte; eles não eram apenas um "pulo do músculo", e sim "*eu* lembrando", e tinham a participação minha, de minha mente, tanto quanto de meu corpo. De fato, uniam minha mente e meu corpo; exemplificavam, num átimo, sua unidade quintessencial — a unidade que estivera perdida desde a desconexão provocada pelo trauma.

Recordei-me das palavras originais do cirurgião: "Você rompeu um tendão. Nós o religamos. E pronto". O que ele queria dizer, num sentido puramente local e anatômico, tinha, agora eu sentia, um sentido muito mais amplo (embora ele próprio não houvesse tencionado isso) — o sentido no qual E. M. Foster diz "apenas ligue". Pois o que estava desligado não era meramente músculo e nervo mas, em conseqüência disso, a unidade natural e inata de corpo e mente. A "vontade" estava desatada, exatamente como o músculo-nervo. O "espírito" estava rompido, exatamente como o corpo. Ambos estavam cindidos, e apartados um do outro. E como "corpo" e "alma" só têm sentido na medida em que forem uma coisa só, ambos se tornaram sem sentido quando deixaram de estar conectados. Naqueles lampejos ideomotores, portanto, ocorria uma importantíssima reconexão, ou reunião, ainda que não durasse mais que um instante — a convulsiva reunião de corpo e alma.

Mas havia uma limitação extrema, uma singularidade, nessa vontade. Primeiro, não servia para nada além de um único e acentuadamente estereotipado movimento no quadril — e que tipo de vontade tem um repertório de um só movimento? Segundo, ela era sempre acompanhada por um impulso ou impulsão — de um tipo estranhamente intruso e irrelevante. Eu estava lendo — no meio de uma sentença, minha mente muito distante, totalmente afastada de tudo o que dizia respeito à minha perna — quando de repente aparecia aquela impulsão peremptória e específica. Eu a acolhi de bom grado, apreciei-a, brinquei com ela — e por fim a dominei. Mas se tratava de vontade e ação de um tipo muito singular, e o resultado era um estranho híbrido — metade abalo, metade ato.

Recentemente, precisei ser submetido — como o cirurgião originalmente sugerira para o quadríceps — à estimulação elétrica em alguns músculos do pescoço com lesão. Toda vez que a corrente estimulava os músculos trapézios, no pescoço, eu tinha o impulso repentino de encolher os ombros, encolhê-los expressivamente, como quando gesticulamos querendo dizer "E daí?". Ocorria-me encolher os ombros, como poderia ocorrer a qualquer um; só que ocorria apenas quando o trapézio era faradizado. Achei essa experiência interessante, fascinante — e um tanto chocante; pois mostrava, claramente, que era possível termos uma ilusão de vontade livre, mesmo quando o impulso tinha uma natureza primordialmente fisiológica. Nesses momentos, com efeito, *não somos mais do que marionetes* — impelidos a reagir, mas imaginando que a reação é livre. Isso, agora acredito, era o que estava acontecendo com as estranhas contrações semiconvulsivas, pseudovoluntárias. Acho que havia centelhas, ou disparos aleatórios, do aparato neuromuscular agora em recuperação, que estivera inativo, talvez em estado de choque, desde a cirurgia. Durante o fim de semana, esses disparos foram muito diminutos, muito localizados, e causaram apenas pequenas fasciculações ou lampejos em feixes musculares individuais. Na terça-feira começaram a ocorrer grandes saltos do músculo todo (incluindo sua conexão pélvica), provocando abalos na perna. Essas contrações de grande porte — como as do mioclônus noturno, ou as dos tiques, ou ainda as grandes contrações de um trapézio ao ser submetido à faradização, ou mesmo os abalos do joelho — constituíam uma espécie de curto-circuito, ou de estímulo, em todo o sistema voluntário. E, aparentemente, não é possível ter uma porção substancial de um músculo voluntário ativada, ainda que por meio mecânico ou involuntariamente, sem estimular (ou simular) uma sensação de *volutas*, ou vontade. (Essa sensação estranha, quase voluntária, pode ocorrer quando se provoca um reflexo patelar, ou abalo, no joelho.)

Talvez seja preciso fazer distinção entre diferentes tipos de vontade — a passiva-compulsiva e a ativa-deliberativa —, mas é possível ganhar domínio sobre a passiva-compulsiva. Assim, no decorrer daquele dia, o que começara como abalos que lembravam uma marionete e como coerções da vontade foi transformado em atos da vontade ativos e controlados. A inervação irritável, o retorno à vida, fornecia seus próprios choques elétricos; esses, por sua vez, levavam a movimentos convulsivo-compulsivos, ou movimentos semelhantes aos do tique, no membro; e estes, então, a atos voluntários genuínos.

Tudo isso foi, em certo sentido, o inverso do escotoma. Ali, parecia-me, eu comandava — e nada acontecia: por isso, eu era forçado a uma dúvida singular, e me perguntava repetidamente: "Eu tencionei? Tenho capacidade de tencionar? O que aconteceu com minha vontade?". Agora, subitamente, de modo espontâneo, sem mais nem menos, eu tinha súbitas compulsões, ou convulsões, da vontade.

No entanto, ironicamente, essa inversão, ou perversão, ou subversão, da vontade foi precisamente o meio pelo qual se operou uma recuperação. Um acidente de fisiologia, um trauma, privara-me da vontade — especificamente e apenas em relação ao membro ferido; e agora, outro acidente da fisiologia, os lampejos da inervação que retornava, haveriam de reacender a vontade nesse membro. Primeiro eu estava destituído da vontade, incapaz de comandar; em seguida, fui comandado como uma marionete; e então, finalmente, pude assumir as rédeas desse comando, e dizer "quero" (ou "não quero") com toda a segurança e convicção, ainda que na questão única de mover minha perna.

Quarta-feira, dia 11, fora marcada como O Dia — o dia estipulado para eu me levantar, ficar em pé e andar. Pela primeira vez desde o acidente eu assumiria, esperava-se, a posição ereta — e a postura ereta é moral, existencial, tanto quanto física. Por duas semanas, por dezoito dias, eu ficara prostrado, reclinado, e isso duplamente — no lado físico, devido à fraqueza e incapacidade de ficar em pé, e no moral, devido à passividade, à postura de *paciente* — um homem reduzido e dependente de seu médico.

A postura, a passividade do paciente dura tanto quanto o médico ordenar, e isso não pode ser intuído até o momento de levantar-se. E esse momento não pode ser antevisto, nem mesmo cogitado, e tampouco esperado. Não podemos ver, não podemos conceber além dos limites do nosso leito. Mentalmente nos tornamos um ser do leito, ou do túmulo.

Até o momento de realmente levantarmos, é como se nunca fôssemos nos levantar: estamos condenados (sentimos) à prostração eterna.

> [...] Não posso me levantar do leito antes que o médico me autorize, tampouco posso dizer-me capaz de me levantar antes de ele o declarar. Nada faço, nada sei de mim.

E se era assim para Donne, se é assim para todo paciente que está condenado a ficar na cama ("*postura miserável e* [*embora comum a todos*] inumana..."), para mim foi muito mais, dado o caráter singular e específico de meu distúrbio, a impressão de amputação, de não ter perna, de não ter nada em que me apoiar.

Levantar-se, ficar em pé, andar constituem, para todo paciente acamado, um desafio fundamental, pois ele esqueceu, ou lhe proibiram, a postura humana adulta e os movimentos do corpo ereto, a postura física e moral que significa ficar em pé, sustentar-se, andar e afastar-se — afastar-se do médico e dos pais, afastar-se daqueles de quem dependemos, andar livremente, com ousadia, aventurar-nos por onde bem entendermos.

A esse universal adicionava-se o específico — que eu chegara a questionar a integridade, a própria existência, de minha perna, e que havia fundamento para esse estranho questionamento na lesão efetivamente sofrida no membro. Dificuldades especiais e extraordinárias existem para quem não se vê meramente deitado, mas com a perna ferida; e essas dificuldades foram expressas de modo pungente e preciso por Hipócrates há 2500 anos. Discorrendo sobre pacientes que haviam sofrido fratura no quadril e tiveram de ficar imobilizados na cama por um período de cinqüenta dias, ele observou que essa combinação "subjuga a imaginação, e com isso os pacientes não conseguem imaginar como mover a perna, muito menos como ficar em pé; e se não forem obrigados a fazê-lo, permanecerão na cama pelo resto da vida". Eu tinha, de fato, de ser forçado a me levantar, ficar em pé e andar — mas como eu poderia fazer tais coisas, e o que poderia acontecer num caso como o meu, em que a todos os medos, inibições, hesitações usuais se sobrepunham uma disrupção e dissolução fundamental da perna, disrupção e dissolução ao mesmo tempo fisiológica e existencial?

Eu alguma vez já passara por uma situação mais paradoxal? Como poderia ficar em pé sem uma perna para me apoiar? Como poderia andar, se não tinha pernas para andar? Como poderia agir, se o instrumento de ação fora reduzido a uma coisa branca inerte, imóvel, sem vida?

Eu pensava continuamente, em especial, sobre um notável capítulo de *The man with a shattered world*, de A. R. Luria, um capítulo intitulado "The turning point" ("O momento decisivo"). O momento decisivo para o paciente ocorreu, em essência, quando ele recuperou a "música":

> De início, escrever era tão difícil quanto ler, e talvez até mais. O paciente esquecera como segurar a caneta ou formar letras. Estava completamente impotente. [...] Mas uma descoberta que ele fez um dia revelou-se decisiva: escrever podia ser muito simples. A princípio, ele procedera exatamente como as crianças quando aprendem a escrever — tentara visualizar cada letra para poder formá-la. Mas ele escrevera durante quase vinte anos, e por isso não precisava empregar os mesmos métodos de uma criança, pensar em cada letra e refletir sobre que traços usar. Para os adultos, escrever é uma habilidade automática, uma série de movimentos incorporados que chamo de "melodias cinéticas". Portanto, por que não tentar usar as habilidades que ele ainda possuía? [...] Desse modo ele começou a escrever. Não precisou mais se esforçar desesperadamente a cada letra, tentando lembrar como ela era formada. *Ele pôde escrever espontaneamente, sem pensar.*

Espontaneamente! Espontaneamente, sim, essa era a resposta. Algo espontâneo tinha de acontecer — ou não aconteceria absolutamente nada.

5

SOLVITUR AMBULANDO

Toda doença é um problema musical; toda cura, uma solução musical.

Novalis

Eu fiquei em pé — ou melhor, fui posto em pé, içado, por duas robustas fisioterapeutas — ajudando o melhor que pude com as duas resistentes muletas que me deram. Para mim, isso foi bizarro e aterrador. Quando olhei em frente, não tive idéia de onde estava minha perna esquerda, nem, de fato, nenhuma sensação definida de sua existência. Tive de olhar para baixo, pois a visão era crucial. E quando olhei, tive uma dificuldade momentânea para reconhecer o objeto ao lado de meu pé direito como meu pé esquerdo. Não parecia me pertencer de nenhum modo. Nunca me ocorreu pôr meu peso sobre ele, ou usá-lo. Assim, fiquei em pé, ou melhor, fui mantido em pé, apoiado não em minhas pernas, mas nas muletas e nas fisioterapeutas, numa quietude estranha, e muito apavorante — a quietude intensa que aparece quando algo de grande importância está para acontecer.

Nessa quietude, nessa suspensão, irromperam vozes enérgicas.

"Vamos, doutor Sacks! O senhor não pode ficar em pé desse jeito — como uma cegonha numa perna só. Tem de usar a outra, pôr o peso nela também!"

"Que *outra*?", fui tentado a perguntar, pensando: como eu *poderia* andar, como *poderia* me apoiar para ficar em pé, e, mais ainda, para me mover, em um monte fantasmagórico de geléia, um nada, frouxamente pendurado em meu quadril? E mesmo se, apoiado em sua carapaça de giz, esse grotesco apêndice *pudesse* me sustentar, como eu poderia andar se esquecera como se anda?

"Vamos, doutor Sacks!", instou a fisioterapeuta. "O senhor precisa começar."

Começar! Como eu poderia? Mas era preciso. Era esse o momento, a singularidade, da qual o começo tinha de começar.

Eu não conseguia me forçar a pôr peso diretamente sobre a perna esquerda — pois isso era estritamente uma coisa impensável, além de apavorante. O que eu podia fazer, e fiz, foi erguer a perna direita, pois assim a (suposta) perna esquerda teria de sustentar o peso, ou desmoronar.

Subitamente, sem aviso, sem nenhuma premonição, eu me vi precipitado em uma vertigem de aparições. O chão parecia estar a quilômetros de distância, depois a alguns centímetros; a sala de repente se inclinou e girou sobre seu eixo. Um forte choque de perplexidade e terror se apoderou de mim. Senti que caía, e clamei para as fisioterapeutas:

"Segurem-me, vocês precisam me segurar — estou totalmente incapacitado."

Elas replicaram: "Agora, endireite-se — não olhe para baixo".

Mas eu estava infinitamente inseguro, tinha de olhar para baixo. Foi quando percebi a origem daquela comoção. A origem era minha perna — ou melhor, aquela coisa, aquele cilindro de gesso sem feições que fazia as vezes da minha perna — aquela abstração branco-gesso de perna. Ora o cilindro tinha mil quilômetros de comprimento, ora dois milímetros; ora era grosso, ora fino; ora inclinado de um lado, ora de outro. Ele mudava constantemente de tamanho e forma, de posição e ângulo, as mudanças ocorrendo quatro ou cinco vezes por segundo. A magnitude da transformação e da mudança era imensa — podiam ocorrer mil modificações entre um "quadro" e outro.

Enquanto as mudanças fossem tão monstruosas em magnitude e surpresa, estava fora de questão eu fazer qualquer coisa sem que me segurassem. Era impossível agir com tamanha instabilidade de imagem, cada parâmetro variando imprevisivelmente em muitos graus de magnitude. Depois de um ou dois minutos (vale dizer, depois de centenas de transformações), as mudanças se tornaram menos extravagantes e irregulares, embora continuassem no mesmo ritmo de antes: as conformações e transformações do cilindro de gesso, apesar de estapafúrdias ainda, estavam sendo moduladas e atenuadas, começando a se aproximar de limites aceitáveis.

Nesse momento, então, decidi me mover. Além disso, eu estava sendo instado, e até mesmo impelido e empurrado, pelas duas fisioterapeutas, que percebiam minha consternação e mostravam alguma compreensão, mas mesmo assim (deduzi, e mais tarde me certifiquei) não tinham a mínima idéia do tipo de experiência que eu estava vivenciando (ou com a qual eu estava lutando) naquele momento. Era apenas concebível (pensei então) que fosse possível aprender a operar aquela perna — mesmo que fosse como operar uma engenhoca robótica de extraordinária instabilidade, que variava sem parar de modos inerentemente improváveis e imprevisíveis. Seria possível, efetivamente, dar um único passo bem-sucedido em um mundo, um mundo perceptivo, que constantemente se alterava na forma e no tamanho?

Assim que o tumulto de sensações e aparições irrompeu, tive a sensação de uma explosão, de descontrole e caos absolutos, de algo totalmente aleatório e anárquico em ação. Mas *o que* poderia produzir essa explosão em minha mente? Poderia ser uma mera explosão sensitiva proveniente de minha perna, quando ela foi forçada a sustentar peso, a erguer-se e funcionar pela primeira vez? Decerto as percepções eram complexas demais para isso. Tinham a qualidade de construtos, e não de sensações ou dados sensitivos brutos. Tinham a qualidade de hipóteses, sobre o próprio espaço, sobre aquelas intuições elementares *a priori* sem as quais nenhuma percepção, ou construção do mundo, seria possível. O caos não era da percepção propriamente dita, mas do espaço, ou medida, que precede a percepção. Senti que estava testemunhando, no mesmo instante em que vivenciava, os próprios alicerces da medida, ou mensuração, de um mundo.

E essa percepção, ou pré-percepção ou intuição, não tinha absolutamente nada a ver comigo — ela estava avançando a seu próprio modo extraordinário e implacável, que começou, e permaneceu, essencialmente aleatório, embora fosse modulado por algum tipo de comparação ou teste, um processo de mirar ou avaliar, talvez um processo de tentativa e erro, uma espécie de computação fantástica mas um tanto mecânica. Eu estava presente, é verdade, mas apenas como observador — mero espectador de um evento primordial, ou "Big Bang", que era o princípio do espaço interno, do microcosmo, em mim. Eu não passava por tais mudanças ativamente, mas passivamente, e assim podia testemunhar como era estar presente na fundação de um mundo. Um verdadeiro milagre estava se realizando diante de mim, dentro de mim. Do nada, do caos, uma mensuração estava sendo feita. As métricas tremendamente oscilantes estavam convergindo para alguma média — uma proto-escala. Senti terror, mas também um assombro reverente e um arrebatamento do espírito. Dentro de mim parecia estar operando uma matemática cósmica, estabelecendo-se uma ordem microcósmica impessoal.

Imediatamente pensei nas perguntas de Deus a Jó: "Onde estavas tu, quando eu lançava os fundamentos da Terra? Quem lhe pôs as medidas?". E pensei, abismado, estou aqui, eu vi. Os quadros, os quadros oscilantes, fizeram-me pensar em Planck e Einstein, em como a natureza quântica e a relatividade podem emergir de um nascimento. Senti que estava vivenciando minha "era pré-Planck" — aquele tempo inimaginável de que falam os cosmólogos, os primeiros 10^{-45} segundos depois do "Big Bang" — quando o espaço ainda é instável, oscilante, quântico: aquele momento de preparação que precede o princípio do verdadeiro tempo.

Quedei-me imóvel, suspenso, pregado no lugar, em parte porque a vertigem impossibilitava o movimento, em parte talvez porque estava arrebatado por essas reflexões. Minha alma estava transfixada num êxtase deslumbrado. "Esta é a coisa mais fascinante que já experimentei", pensei. "Nunca devo me esquecer deste momento maravilhoso. E também não posso, de jeito nenhum, guardar isto só para mim." E logo em seguida a esse pensamento me vieram à mente mais palavras de Jó: "Quem me dera fossem agora escritas as minhas palavras! Quem me dera fossem gravadas em um livro!". Nesse momento eu soube que tinha de descrever minhas experiências.

Nunca vi tamanha velocidade de pensamento; nunca vi tamanha velocidade de percepção. Tudo isso que demora tanto relatar — pensar na sensação que se reacendia na perna, e em sistemas coordenadores superiores, não usados; nesses sistemas, a princípio tão aleatórios e caóticos, sendo calibrados e corrigidos por algum método de tentativa e erro; em minha mente como uma torrente de diferentes percepções e de hipóteses e computações perceptivas sucedendo-se umas às outras com inconcebível rapidez — tudo isso me passou pela mente num átimo.

Devo ter parecido uma figura bem estranha para as boas fisioterapeutas, que decerto viram um homem obviamente instável, titubeante, confuso, com uma expressão primeiro de consternação, gradualmente recobrando o equilíbrio, a princípio perplexo e temeroso, depois fascinado e absorto, e finalmente jubiloso e em paz.

"O senhor passou por algumas mudanças, doutor Sacks", disse uma delas. "Que tal dar o primeiro passo agora?"

O primeiro passo! Em meus esforços para ficar em pé, adquirir controle, eu pensara apenas em me agüentar, em sobreviver, ou ficar de pé, e não ainda em me mover. Agora, pensei, eu poderia tentar me mover. E estava sendo instado, talvez até mesmo delicadamente impelido e empurrado pelas terapeutas, que uma coisa sabiam com certeza: que é preciso avançar, é preciso agir, é preciso dar o primeiro passo. Elas sabiam — conhecimento inestimável, que a mente pode esquecer — que não existe substituto, nunca, para *fazer*, que "No princípio é o ato" e que não há caminho para fazer nenhum modo de fazer, a não ser fazendo.

Meu primeiro passo! Falar era fácil.

"E então, doutor Sacks? O que estamos esperando?"

"Não consigo me mover", respondi. "Não consigo pensar em como fazer isso. Não tenho a mínima idéia de como dar o primeiro passo."

"Por quê?", ela disse. "O senhor conseguiu fazer um movimento de flexão no quadril ontem. Ficou tão animado com isso — e agora não consegue dar um passo!"

"Uma coisa é flexionar a perna na cama", repliquei, "mas outra bem diferente é dar o primeiro passo."

Ela me olhou demoradamente e então, percebendo a inutilidade das palavras, sem nada dizer moveu minha perna com a sua, empurrando-a para uma nova posição, de modo que a perna deu, ou foi levada a dar, uma espécie de primeiro passo. Assim que isso foi feito, percebi como fazer. Não fora possível me dizer, mas foi possível me mostrar instantaneamente — e ela me mostrou como era aquele movimento, assim como a primeira flexão involuntária, parecida com um tique, do dia anterior me mostrara como era uma flexão do quadril, de modo que, depois de me mostrarem, eu pude fazer valer minha vontade e agir ativamente por mim mesmo. Dado o primeiro passo, mesmo tendo sido um "passo" artificial, e não espontâneo, eu percebi como fazer — como podia flexionar o quadril de maneira que a perna se movesse para a frente por uma distância razoável.

Para avaliar o que era uma "distância razoável" numa "direção razoável" eu me vi totalmente dependente de referências externas, ou visuais — marcas no chão, ou marcas trianguladas tendo como referência a mobília e as paredes. Eu tinha de calcular cada passo totalmente, e de antemão, e então avançar a perna, com cautela, empiricamente, até que ela atingisse o ponto que eu havia calculado e especificado como seguro.

Por que eu "andava" desse jeito ridículo? Porque, descobri, eu não tinha escolha. Pois, se não olhasse para baixo, se deixasse a perna mover-se por conta própria, ela era bem capaz de mover-se dois centímetros ou um metro, e também de mover-se na direção errada — de lado, por exemplo, ou, o que era mais comum, em ângulos aleatórios. Em várias ocasiões, de fato, antes de eu perceber que tinha de programar os movimentos da perna com antecedência e monitorá-los constantemente, ela "se perdeu" e quase me fez tropeçar, emperrando atrás de mim ou se enroscando em minha perna direita normal.

A irrealidade ainda era extrema. Não era com "minha" perna que eu estava andando, e sim com uma prótese enorme e desajeitada, um bizarro apêndice, um cilindro de gesso em forma de perna — um cilindro, ainda por cima, que se alterava constantemente, variando de forma e tamanho, como se eu estivesse operando uma engenhoca robótica singularmente tosca e instável, uma perna artificial muito ridícula. Não consigo descrever, exceto desse modo, como era estranho esse pseudo-andar — como era totalmente destituído de sentido e, inversamente, como era sobrecarregado de meticulosa exatidão mecânica e cautela. Para mim, era uma questão da mais elaborada, exaustiva e tediosa computação. Não deixava de ser uma locomoção, mas não era humana, nem animal. "Isto é andar?", perguntei-me, e então, estremecendo de terror, "É isto que terei de suportar pelo resto da vida? Nunca reaverei a *sensação* de andar de verdade? Nunca tornarei a experimentar um andar que seja natural, espontâneo e livre? Serei forçado, daqui por diante, a calcular cada movimento? Tudo precisa ser tão complexo? Não pode ser simples?"

E de repente — no silêncio, no silencioso alvoroço das imagens congeladas imóveis — entrou música, gloriosa música, Mendelssohn, *fortissimo*! Alegria, vida, movimento inebriante! E, igualmente de repente, sem pensar, sem nenhuma intenção, eu me vi andando, com facilidade, alegria, *com* a música. E, igualmente de repente, no momento em que essa música interna começou, o Mendelssohn que minha alma havia convocado e recebido em alucinação, e no exato momento em que minha música "motora", minha melodia cinética, meu andar, voltou — nesse mesmo momento *a perna voltou*. Subitamente, sem aviso, sem nenhuma transição, a perna me pareceu viva, e real, e minha, seu momento de realização precisamente consonante com a ativação espontânea, o andar e a música. Eu estava justamente me virando no corredor em direção ao meu quarto — quando sem mais nem menos esse milagre ocorreu — a música, o andar, a realização, tudo uma coisa só. E então, igualmente de repente, tive a certeza absoluta — eu *acreditava* em minha perna, eu *sabia* como andar.

Falei para as fisioterapeutas: "Uma coisa extraordinária acaba de acontecer. Agora consigo andar. Podem me largar — mas é melhor ficarem de prontidão!".

E andei mesmo — apesar da fraqueza, apesar do gesso, apesar das muletas, apesar de tudo —, com facilidade, de maneira automática, espontânea, melodiosa, com o retorno de minha melodia pessoal, que por alguma razão foi evocada pela melodia mendelssohniana, e se sintonizou com ela.

Andei com estilo — com um estilo inimitavelmente meu. Os que me viram refletiram meus sentimentos. Comentaram: "Você andava mecanicamente antes, como um robô — agora anda como uma pessoa — como você mesmo, de fato".

Foi como se eu de repente me lembrasse de como andar — na verdade, não "como se". *Eu me lembrei de como andar.* Muito subitamente eu lembrei do ritmo e da melodia natural, inconsciente, do andar; ocorreu-me de supetão, como quando nos lembramos de uma melodia outrora familiar mas esquecida há muito tempo, e veio junto com o ritmo e a melodia de Mendelssohn. Houve um salto abrupto e absoluto nesse momento — não um processo, não uma transição, mas uma descontinuidade — do andar desajeitado, artificial, mecânico, no qual cada passo tinha de ser conscientemente contado, projetado e dado, para um movimento musical inconsciente, de graça natural.

Outra vez no mesmo instante pensei em Zazetsky, em *The man with a shattered world*, e *seu* momento decisivo, relatado por Luria — quando ele descobriu subitamente, certo dia, que escrever, antes uma dificuldade tremenda, pois ele se esforçava demais a cada letra e a cada traço, podia tornar-se perfeitamente simples se ele se soltasse, se se entregasse, de modo inconsciente e sem reserva, ao fluxo, à melodia, à espontaneidade naturais da escrita. E então pensei em inúmeras experiências minhas, ainda que menos espetaculares — as vezes em que eu começava a correr ou nadar, primeiro contando conscientemente cada passo ou braçada, e então, de súbito, descobrindo que entrara naquilo, que havia, misteriosamente, sem a mínima tentativa, entrado no ritmo, pegado o jeito da atividade, e agora a estava executando com perfeição e facilidade, sem nenhum tipo de contagem ou cálculo consciente, simplesmente me entregando ao andamento, à pulsação, ao ritmo da atividade. Era uma experiência tão comum que eu praticamente nunca refletira sobre ela, mas agora, percebi de repente, a experiência era fundamental.

Se eu tivesse alguma idéia de que a coincidência entre deambulação e realização era uma anomalia — mera coincidência, sem significado especial —, essa idéia seria dissipada quarenta segundos depois, quando, andando a passos largos, todo confiante, tive uma súbita e inesperada recaída — de repente esqueci minha melodia cinética, esqueci como andar. Nesse momento, tão instantaneamente como quando se tira a agulha de um disco, a execução interna de Mendelssohn parou, e no instante em que ela parou meu andar parou também. Subitamente, a perna deixou de ser estável e real e reverteu a seu delírio cinemático, seus horrorosos saltos de formas, tamanhos e quadros. Assim que a música cessou o andar também cessou e a perna desrealizou-se em fantasmas oscilantes. Como eu poderia duvidar do significado disso tudo? A música, a ação, a realidade eram todas uma coisa só.

Voltei a ser incapaz, e mal podia me manter em pé.

As duas fisioterapeutas guiaram-me até um corrimão, ao qual me segurei agarrando com toda a força que tinha.

A perna esquerda derreou, enfraquecida. Toquei-a, e ela estava atônica, irreal.

"Não se preocupe", disse uma das fisioterapeutas. "É fadiga local. Dê um descanso aos terminais nervosos, e a perna voltará a ficar bem."

Meio escorado no corrimão, meio apoiado em minha perna sã, descansei a perna esquerda. O delírio abrandou-se, as excursões ficaram menos disparatadas, embora flutuassem no mesmo ritmo. Passados uns dois minutos, havia suficiente estabilidade. Com minhas ajudantes, aventurei-me a andar de novo. E então, pela segunda vez, a música voltou, de modo tão súbito quanto da primeira vez, e com sua volta reapareceram o andar espontâneo, exultante, impremeditado, e o tônus e a realidade da perna. Por sorte eu estava a apenas alguns metros de meu quarto e consegui reter a música, e a musicalidade, do movimento até chegar à minha poltrona, e dela até minha cama, exausto mas triunfante.

Na cama, eu estava extático. Um milagre parecia ter acontecido. A realidade de minha perna e a capacidade de ficar em pé e andar novamente me haviam sido dados, haviam descido sobre mim como uma graça. Agora, outra vez unido com minha perna — com uma parte de mim que havia estado excomungada, no limbo —, surpreendi-me cheio de carinho por ela e afaguei o gesso. Senti que acolhia calorosamente a minha perna perdida. A perna voltara para casa, para sua casa, para mim. Em ação o corpo fora fraturado, e só agora, com o retorno da ação corporal como um todo, o próprio corpo tornava a sentir-se inteiro.

Até a hora da música, não tinha existido nenhuma espécie de sensação — ou seja, nenhuma sensação essencial dos próprios fenômenos. Isso ficou especialmente claro nos poucos e fantásticos minutos da visão caleidoscópica em flashes. Fora espetacular, a exibição mais espetacular que eu já vira; mas fora apenas um espetáculo, e eu apenas um espectador. Não houvera uma entrada, e também nenhuma idéia ou possibilidade de entrada, naqueles fenômenos puramente sensitivos e intelectuais. Haviam sido contemplados como contemplamos fogos de artifício, ou o céu. Podia-se ver que possuíam uma beleza fria e impessoal, a beleza da matemática, da astronomia, do céu.

E então, de chofre, sem nenhum aviso, no frio cosmo impessoal estrelado — o igualmente frio e impessoal microcosmo da mente — entrou *música*, cálida, vívida, viva, tocante, pessoal. A música, como eu havia sonhado no fim de semana, era uma mensagem e uma mensageira divina da vida. Era essencialmente ativa — "a arte ativadora", como Kant a denominou —, ativando minha alma, e com ela meu corpo, e assim de repente, espontaneamente, fui ativado e me movimentei, minha melodia cinética e perceptiva pessoal ativada e ganhando vida graças à vida interna da música. E naquele momento, quando o corpo se tornou ação, a perna, a carne, se tornou ativa e viva, a carne se tornou música, música sólida encarnada. Todo o meu ser, corpo e alma, tornou-se música naquele momento:

> Você é a música
> Enquanto a música dura.
>
> Eliot

Tudo foi transformado, absolutamente, naquele momento, naquele salto de oscilações e lampejos frios para o cálido fluxo da música, o fluxo da ação, o fluxo da vida. O delírio, o pandemônio, o caleidoscópio, o cinema — isso era essencialmente inanimado, descontínuo, ao passo que o fluxo da música, da ação, da vida, era essencialmente, e inteiramente, e indivisivelmente, um fluxo, um todo orgânico, sem separações nem descontinuidades, mas articulado, concatenado, encadeado com a vida. Um princípio inteiramente novo passou a vigorar — o que Leibniz chamava de "novo princípio *ativo* de unidade" — uma unidade apenas presente na ação, e dada pela ação.

O fascinante era a deliciosa facilidade e segurança — eu sabia o que fazer, sabia o que viria a seguir, era levado pelo fluxo musical em andamento, sem nenhum pensamento ou cálculo consciente, levado pelo sentimento daquilo tudo. E era isso que diferia tanto, de modo tão absoluto, da exaustiva e elaborada computação de antes — a impressão de que tudo tinha de ser contado e calculado de antemão, ser elaborado como programas, estratégias, procedimentos, e que nada poderia ser simplesmente *feito*, sem pensar. A alegria do puro fazer — sua beleza, sua simplicidade — era uma revelação: era a coisa mais fácil, mais natural do mundo — e no entanto fora do alcance dos mais complexos cálculos e programas. Aqui, ao fazer, alcançava-se a certeza de uma vez, por uma graça que passava ao largo da mais complexa matemática, ou que talvez a embutisse e depois a transcendesse. Agora, simplesmente, tudo parecia certo, tudo *estava* certo, sem esforço, mas com um senso integral de facilidade — e deleite.

O que foi, então, que retornou subitamente — incorporado na música, gloriosa música, Mendelssohn, *fortissimo*? Foi o retorno triunfal do "eu" vivo quintessencial, perdido por duas semanas no abismo, e dois minutos no delírio; não o "eu" fantasmagórico, cogitativo, solipsista de Descartes, que nunca sente, nunca age, não é e nada *faz*; não esse, essa impotência, essa ficção mentalista. O que veio, o que se anunciou, de modo tão palpável, tão glorioso, foi a sensação e a ação vitais plenas, originadas de um "eu" aborígine, que comandava e tencionava. A fantasmagoria, o delírio, não tinha organização, não tinha centro. O que apareceu com a música foi organização e centro, e a organização e centro de toda a ação era um agente, um "eu". O que apareceu nesse momento transcendia o físico, mas instantaneamente o organizou e reorganizou num todo perfeito e sem descontinuidades. Esse novo princípio hiperfísico era a Graça. A Graça, sem ser chamada, surgiu em cena, tornou-se o centro da cena, transformou-a. A Graça entrou no próprio centro das coisas, em seu centro oculto mais íntimo e inacessível, e instantaneamente coordenou, subordinou todos os fenômenos a si mesma. Tornou o movimento seguinte óbvio, certo, natural. A Graça era o pré-requisito e a essência de todo *fazer*.

Solvitur ambulando: a solução do problema de andar é — andar. O único modo de fazer é — fazer. Aqui ação e pensamento atingiram seu fim e seu repouso. Eu passara pelos mais memoráveis e cruciais dez minutos da minha vida.

6

CONVALESCENÇA

> *A gratidão verte continuamente, como se o inesperado houvesse acabado de acontecer — a gratidão de um convalescente — pois a* convalescença *era inesperada* [...] *Agora de súbito se é acometido pela esperança,* [...] *a* embriaguez *da convalescença* [...] *depois de longa privação e impotência, o regozijo por uma força que está voltando, por uma fé revivida em um amanhã e em um depois de amanhã, por um súbito senso e antegozo de um futuro, de aventuras iminentes, de mares que estão novamente abertos, de objetivos que são outra vez permitidos, em que tornamos a acreditar.*
>
> Nietzsche

Liberdade! Agora, subitamente, eu podia andar, estava livre. Agora, subitamente, eu estava inteiro, estava bem. Pelo menos podia sentir como era estar inteiro e bem, quando antes isso fora inimaginável — além do pensamento, além da esperança. Agora, subitamente, andando, eu conhecia de novo uma liberdade física ou animal — um prelúdio, talvez, para qualquer outra liberdade. Agora, subitamente, horizontes se abriam — quando antes, sem perceber, eu não via nenhum horizonte. Eu permanecera deitado ou sentado, praticamente imóvel, como que paralisado, por dezoito dias em meu quarto, dezoito dias pensando intensamente, mas sem *fazer* nem *ir*. Eu não era livre, fisicamente livre, para fazer ou ir. Mas agora podia, como por milagre, ficar em pé; e só por ficar em pé, por ser capaz de ficar em pé, minha "postura", em todos os aspectos, estava radicalmente mudada.

Nos momentos em que fiquei em pé e andei pela primeira vez — ou, para ser mais exato, no momento imediatamente seguinte — constatei que me sentia completamente diferente: não mais prostrado, passivo-dependente, como um paciente, mas ativo, ereto, capaz de enfrentar um novo mundo — um mundo real, *um mundo agora tornado possível*, em vez do mutável semimundo em que eu vivera como paciente confinado. Eu podia me levantar, avançar, andar de um lado para outro — de paciente confinado para um mundo real, um *self* real cuja própria existência, incrivelmente, e ominosamente, eu quase havia esquecido. Abafado no confinamento, na passividade e na imobilidade, abafado nas profundezas do escotoma e do desespero, abafado na escuridão da interminável noite, eu esquecera, não conseguia mais imaginar, a sensação da luz do dia.

De volta a meu quarto, na cama, eu abraçava a perna redimida, ou melhor, o gesso, embora mesmo este agora parecesse vivo, transfundido com a vida da perna. "Meu benzinho, minha querida", eu me peguei dizendo. "Você voltou, é real, é parte de mim agora." Sua realidade, sua presença, sua preciosidade eram uma coisa só. Eu a fitava numa espécie de êxtase, sentindo plenamente uma intensa fisicidade, mas uma fisicidade radiante e quase sobrenatural — não mais uma massa sinistra, repelente-fantasmagórica, mas a "santa e gloriosa carne" restaurada. Eu me sentia abrasado de pasmo, gratidão, alegria.

Eu tentara com todas as forças por no mínimo catorze dias trazer a perna de volta à vida e à realidade *pelo pensamento* — esforços totalmente vãos, tão vãos quanto extenuantes. E agora, sem pensar, sem tentar, a perna estava ali — assombrosamente, incontestavelmente, gloriosamente ali. Parecia radiante por *estar ali* daquele jeito assoberbante, imediato, aquele *estar ali* agora dado, que nenhum pensamento pudera alcançar. (Não passivamente, mas ativamente ali — seu estar ali, sua presença, possuindo um potencial: uma coisa agora com poder, poder encarnado, que eu podia mover como quisesse.)

Por trezentas horas, imóvel, em meu quarto, na cama, eu jazera quieto, e pensara. "Paramos para pensar", somos retidos pelo pensamento; e estando parado, estando retido, em meus sentidos e em meu corpo, afastado do fazer, fui forçado a pensar. Agora acabara o tempo de pensar e chegara o tempo de fazer; agora — e pelas semanas vindouras — meu vôo seria rápido, intuitivo, irrefletido; eu retornaria ao meu corpo, meu ser, meu mundo, à especial aventura da convalescença e do renascimento; eu voltaria a viver, e a *conhecer* a vida, como nunca antes.

Nos dias que se seguiram meu andar melhorou muito. A cada dia vinha com mais facilidade, mais fluência, mais musicalidade, embora com a fadiga eu recaísse no "delírio" — imagens lampejantes sem um sentido ou movimento interno. Mas a cada caminhada, e a cada dia, eu me via mais forte, e capaz de andar mais longe antes de o delírio se instalar. Ele apareceu, pela última vez, cerca de um mês depois da cirurgia, depois de eu ter andado quilômetros nos grandes gramados da Casa de Convalescença em Caenwood. Desde então nunca mais tive essa experiência.

A cada dia, a cada sucesso, eu me tornava mais ousado — ousado demais — e tinha de ser impedido de "exagerar", forçar demais a perna, se não até o delírio, pelo menos até o inchaço e a sobrecarga. O retorno da saúde e da força — a convalescença — era inebriante, e eu continuamente avaliava mal o que podia ou devia fazer; e no entanto não foi um progresso fluente e fácil, e sim composto de degraus — sem que houvesse um avanço espontâneo de um estágio, ou degrau, a outro. Quando dei uma olhadela furtiva em minha ficha e vi "Recuperação sem eventualidades", pensei: "Estão loucos. Toda recuperação *consiste em* eventos, uma série de eventos maravilhosos, imprevisíveis: uma recuperação consiste em eventos, ou melhor, em adventos — o advento de novos e inimagináveis poderes — eventos, adventos, que são nascimentos ou renascimentos".

A recuperação não devia ser vista como uma ladeira regular, mas como uma série de degraus radicais, cada qual inconcebível, impossível, quando visto do degrau abaixo. E, por isso, não se podia nem ter esperança. Podia-se esperar um aumento do que já se tinha, mas não se podia esperar, absolutamente, o inimaginável próximo degrau (pois esperança implica certo grau de imaginação). Assim, cada degrau tinha a qualidade de milagre — e poderia nunca ocorrer sem o incentivo de terceiros.

A cada degrau, a cada avanço, os horizontes se expandiam, saía-se de um mundo contraído — um mundo que não percebíamos estar tão contraído. Constatei isso em cada esfera, a fisiológica e a existencial. Um exemplo me ocorre especialmente: três dias depois de eu ter andado pela primeira vez, fui transferido para um novo quarto, um quarto espaçoso, depois de vinte dias em minha cela minúscula. Eu estava me instalando, feliz da vida, quando de repente notei uma coisa estranhíssima. Tudo o que estava perto de mim tinha a solidez, as dimensões e a profundidade apropriadas — mas tudo o que estava mais longe era totalmente plano. Além de minha porta aberta havia a porta da ala fronteiriça; além daquela porta, um paciente sentado numa cadeira de rodas; além dele, no peitoril da janela, um vaso de flores; e além deste, do outro lado da rua, as janelas de frontão da casa em frente — e tudo isso, uns sessenta metros, talvez, era achatado como uma panqueca, e parecia exposto como uma gigantesca fotografia em cores no ar, primorosamente colorida e detalhada, mas perfeitamente plana. Tenho excelente percepção de profundidade, e percebi de pronto que algo acontecera com meu senso de profundidade e estereoscopia, que ele havia cessado, de chofre, alguns metros à minha frente — que eu continuava encerrado, visualmente, numa caixa transparente, de mais ou menos 3 × 2 × 1,8 metro, o tamanho exato da "cela" que eu ocupara durante vinte dias. Eu ainda estava *nela* no que dizia respeito à minha percepção, apesar de ter sido transferido — estava *ainda* em um espaço visual gritantemente restrito, com a estereoscopia perfeita dentro de seus limites, mas fora destes sem nenhum sinal dela. Foi uma experiência bizarra, que me fascinou (sem me atemorizar) — pois não era carregada, como a perna, de trauma e medo terríveis. Eu podia observar, e até medir, os deslocamentos paraláticos que normalmente vemos como "profundidade"; mas notar isso, saber disso, não me devolvia a profundidade. A profundidade, a estereoscopia retornaram em saltos, como as aberturas bruscas de uma sanfona visual, no decorrer de mais ou menos duas horas; e mesmo então o retorno não foi total, pois quando eu me virava na cama e olhava pela janela — uma delícia, pois eu ficara sem janela e sem vista por vinte dias — podia ver, como que pela extremidade errada de um telescópio, o pequenino jardim do hospital, como uma jóia, mas absolutamente plano e com seus ângulos todos errados, parecendo distorcido, trapezoidal, quando ele era, obviamente, um quadrado. E tive então de fitá-lo, além de meu ponto distante anterior, até que *sua* distância, profundidade e aparência saltassem para a percepção correta.

Essas experiências visuais me espantaram e fascinaram, parecendo-me, em certo sentido, análogas às da perna. A estereoscopia, era de se supor, havia desaparecido em parte, precisamente no mesmo grau de minha privação de visão — como a perna havia desaparecido, totalmente, com a total privação sensitiva e motora. Eu podia me fascinar com as mudanças visuais sem sentir medo algum. E no entanto, apesar disso, apesar de outras diferenças, parecia existir uma curiosa analogia: a privação, o não-uso, em ambos os casos, haviam atuado — com conseqüências espetaculares, bizarras (e, no caso da perna, tremendamente apavorantes). Não havia nada de apavorante na perda da estereoscopia, porém mesmo assim ela era bem drástica e radical. Eu nunca me dera conta de que a estereoscopia *podia* ser confinada. Perguntei-me o que acontecia aos prisioneiros confinados em celas pequenas. E imediatamente comprei um estereoscópio e o doei à enfermaria, pensando que ele poderia ser usado por futuros pacientes, confinados em pequenos espaços, para protegê-los da "síndrome do prisioneiro" — as resultantes contrações do espaço visual.*

Amplitude, espaço, expansão. Liberdade — fisiologia e mundo cada vez mais amplos, espaço pessoal (e social) cada vez

---

* Fenômenos semelhantes, fiquei sabendo, ocorriam com pigmeus que viviam em floresta pluvial tão densa que seu ponto distante não ia além de 1,5 a 1,8 metro. Quando eram tirados da floresta, ficavam totalmente desorientados, não tinham percepção de espaço ou distância além dessas medidas, e às vezes estendiam os braços e tentavam tocar cumes de montanhas longínquas. Se permanecessem fora da floresta, a adaptação perceptiva ocorria rapidamente, e em poucos dias eles apresentavam percepção "normal" de espaço e distância.

mais amplo — essa, dei-me conta, com extrema clareza, essa era a essência da melhora, da convalescença — não meramente na esfera específica de minha perna e de minha mobilidade, não meramente na esfera técnica da estereoscopia e da visualização, mas em toda a esfera geral de ganhar vida, emergir da auto-absorção, da doença, da condição de paciente e do confinamento, para a amplitude da saúde, do ser integral, do mundo real — que, aterradoramente, em grande medida eu esquecera, no curto intervalo de três semanas como paciente.

Um aspecto nada desprezível do terror era o fato de eu não sentir terror. Eu não tinha noção, não tinha a percepção de quanto estava contraído, de quanto, insensivelmente, eu me tornara limitado ao lócus de meu leito e meu quarto de doente — contraído no sentido mais restrito, o fisiológico, mas contraído também em imaginação e sentimento. Eu me tornara um pigmeu, um prisioneiro, um confinado — um paciente — absolutamente sem me dar conta disso. Falamos despreocupadamente em "institucionalização" — internação de pacientes para tratamento psiquiátrico — sem ter a mínima idéia, na esfera pessoal, do que está em jogo — quão insidiosa, e universal, é a contração em todas as esferas (destacadamente a moral), e quão velozmente ela pode sobrevir para qualquer pessoa, para nós mesmos.

Eu muitas vezes conversara com meus pacientes pós-encefálicos, internados por décadas antes de seu "despertar", e lhes perguntara: não se sentiam terrivelmente confinados? Não ansiavam pelo grande mundo lá fora? E ficava pasmo e incrédulo quando eles calmamente respondiam: "Não". Eu não podia considerá-los todos patológicos — e no entanto essa complacência parecia quase universal, e retardou e solapou o retorno daqueles pacientes à amplitude e plenitude da vida, mesmo quando isso foi tornado possível pela levodopa. Eu percebia, agora, que essa regressão era universal. Ocorreria com qualquer imobilização, doença ou confinamento. Era um encolhimento natural, inevitável da existência, que se tornava mais suportável e difícil de tratar porque não era perceptível — não diretamente perceptível. Como alguém poderia saber que havia encolhido, se o seu próprio referencial encolhera? Era preciso que essa pessoa fosse lembrada do grande mundo que havia "esquecido" — e então, só então, poderia expandir-se e ser curada.

Naquele mesmo ditoso sábado — o dia em que fui transferido de minha minúscula e solitária cela sem janela para um quarto espaçoso na ala de ortopedia, o dia em que o espaço *visual* e a amplitude me foram devolvidos, o dia em que andei quase um quilômetro, o que me deu uma magnífica sensação de força *motora* e espaço — nesse mesmo ditoso sábado (apenas três semanas depois de meu tombo — as mais longas e mais curtas, as mais cheias e mais vazias três semanas da minha vida) houve também uma libertação *moral*.

Houvera, para mim — e talvez tenha de haver para todos os pacientes, pois faz parte da condição de paciente (embora, espera-se, isso possa ser bem e não mal administrado) —, duas torturas, duas aflições, conjugadas mas distintas. Uma foi a incapacidade física (e "física-existencial") — a erosão organicamente determinada do ser e do espaço. A outra foi "moral" — uma palavra não muito adequada —, associada ao degradado status impotente de paciente e, em particular, ao conflito com "eles" e à rendição a "eles" — sendo "eles" o cirurgião, todo o sistema, a instituição —, um conflito com matizes de ódio e até de paranóia, que adicionavam à severa, porém neutra, aflição física uma aflição moral muito menos tolerável, pois insolúvel. Eu me sentira prostrado não só fisicamente, mas moralmente — incapaz de me levantar, de me erguer moralmente diante "deles", em particular diante do cirurgião. E embora eu soubesse, em algum nível, o tempo todo, que ele era um sujeito decente, tanto quanto eu, e que todos eram bem-intencionados e estavam fazendo o melhor possível, ainda assim eu não conseguia me livrar da sensação de pesadelo que me dominara, sem dúvida em certa medida desde a internação, mas que se tornou aguda e específica quando as comunicações foram interrompidas — quando o cirurgião asseverou, com autoridade, que não havia "nada" e assim contradisse, questionou e pôs em dúvida minhas percepções mais básicas — percepções nas quais meu senso mais básico do "eu", a auto-integridade, se fundamentava. Quando me senti fisicamente impotente, imóvel, confinado, me senti moralmente impotente, paralisado, contraído, confinado — e não só contraído, mas contorcido também, em papéis e posturas abjetos.

No sábado, portanto, pedi para falar com o cirurgião. Antes eu aguardara passivamente suas visitas, que eram sempre no odioso contexto das "rondas", em que perante uma numerosa equipe ele tinha de fazer o papel de consultor sabe-tudo, e eu o papel de paciente totalmente passivo. Pedi para falar com o cirurgião, e tivemos "uma boa conversa" — uma conversa sábia, uma conversa humana, que nos tirou daquela situação embaraçosa.

Essa conversa foi possível, naquele momento, porque eu agora precisava menos dele. Já não me sentia criticamente (e ressentidamente) dependente. Foi possível porque meu mundo se ampliara — e com isso ele, o sistema, a instituição, puderam encolher, encolher para uma perspectiva apropriada e razoável. E claramente para ele também isso foi um alívio, pois ninguém quer um paciente irritante, irritado, e tampouco ele queria ser um ogro em meu drama. A paz foi firmada, com propriedade, dignidade — e alguns indícios de uma divertida, mas reservada, cordialidade.

Agora eu estava livre — moralmente livre, tanto quanto fisicamente livre — para fazer a longa jornada, o retorno, que ainda tinha pela frente. Agora a obscuridade e a escuridão moral se haviam dissipado, como a escuridão física, a sombra, o escotoma. Agora o caminho se abria à minha frente na terra da luz e da vida. Agora, desimpedido, sem conflitos nem bloqueios, eu correria por aquele bom caminho, cada vez mais rápido, para a alegria, a plenitude e a doçura da vida, como eu já esquecera, ou jamais conhecera. Meu ânimo vinha melhorando desde aquela maravilhosa quarta-feira, e agora, no sábado, eu estava voando de alegria — uma alegria que duraria, e cresceria, por seis semanas, que transformou, e transfigurou o mundo, e fez de tudo uma novidade fascinante e festiva.

Um deleite singular envolvia o jardim visto da minha janela. Antes não houvera um lado de fora, nenhuma luz do dia, nenhum sol nascendo e se pondo, nenhuma grama, árvore, sensação de espaço ou vida. Como um homem abrasado, eu fitava sedento, sôfrego, o quadrilátero verde, apenas percebendo quanto eu estava apartado da vida, em meu cubículo estéril, sem janelas, artificial. Nenhum quadro bastaria. Eu tinha de ver — e como isso ainda era fisicamente dificílimo para mim, pelo menos nas horas que eu ainda passava na cama, eu fitava o reflexo do jardim no espelho de barbear que segurava no alto. E pelo espelho, minúsculas mas reais, eu via figuras no jardim, sentadas ou passeando — meu primeiro vislumbre do mundo real, do mundo humano, lá fora. Visualmente, no minúsculo reflexo, eu me apegava a isso, e ansiava sobretudo por descer até aquele jardim (embora não me ocorresse que isso algum dia viesse a ser possível: ainda me parecia, de algum modo, inacessível, ou proibido). Cada passo, cada avanço, necessitava de uma espécie de "permissão". Esse sentimento de estar trancado e detido era de uma intensidade extraordinária, especialmente por ser, em grande medida, inconsciente e despercebido. Além disso, com freqüência era eu mesmo quem proibia, ou inibia, a fala e a ação livre — aquela parte de mim que era agora a instituição internalizada. E agora, estando pela primeira vez com outros pacientes, eu veria isso neles quando deixasse de ver em mim; e perceberia que era preciso algo ou alguém para romper a barreira da proibição ou inibição — fosse alguém "dando permissão", ou a súbita compreensão de que nenhuma "permissão" era requerida. Isso também deu à descoberta a qualidade de um processo em vários degraus. Havia, por assim dizer, uma escada da liberdade a ser subida degrau por degrau, cuja ascensão implicava um duplo pré-requisito — o grau necessário de recuperação orgânica e da necessária audácia, permissão, ou liberdade moral.

"Recuperação sem eventualidades." Que grandessíssima asneira! A recuperação (como bem disse o residente) era uma "peregrinação", uma jornada, na qual se avançava, se é que se avançava, por etapas, ou por pontos de parada. Cada etapa, cada ponto, era um advento totalmente novo, requerendo um novo começo, um novo nascimento ou princípio. Era preciso começar, nascer, várias vezes. A recuperação era um exercício não muito diferente de um nascimento, pois assim como o homem mortal adoece, e morre, por etapas, também o homem nascente melhora, e é ativado, por etapas — etapas radicais, etapas existenciais, absolutas e novas: inesperadas, inesperáveis, incalculáveis e surpreendentes. Recuperação sem eventualidades? Mas se ela *consiste* em eventos!

Depois do sábado, os eventos sucederam-se mais depressa — ou em amplos, históricos rompantes. Parei de escrever um diário minucioso e, em certa medida, parei totalmente com as observações e registros escritos, arrastado pelo vasto rompante, pela avalanche da recuperação. E, igualmente importante, eu não estava mais sozinho, era um entre muitos, em toda uma ala, uma comunidade de pacientes. Eu não era mais o único no mundo, como talvez todo paciente pense na suprema solidão da doença. Eu não estava mais confinado a meu mundo vazio, via-me num mundo povoado por outros — outros *reais*, ao menos em relação uns aos outros e a mim — que não apenas desempenhavam papéis, bons ou maus, como vinham fazendo as pessoas encarregadas de cuidar de mim. Só então pude exorcizar as pavorosas palavras do cirurgião: "Você é um caso único!". Agora, conversando livremente com meus colegas pacientes — uma liberdade possibilitada precisamente pela camaradagem, pelo fato de eles serem, *de nós sermos*, irmãos que estavam juntos, sem a pressão para esconder ou distorcer requerida por uma posição hierárquica —, desfrutando relacionamentos livres, pela primeira vez, eu soube que minha experiência, meu caso, estava longe de ser único. Quase todo paciente que sofrera uma lesão ou fora submetido a cirurgia em um membro, e cujo membro fora então engessado, ficando fora da vista, fora de ação, experimentara, pelo menos, algum grau de alienação: ouvi falar em mãos e pés que pareciam "esquisitos", "errados", "estranhos", "irreais", "sobrenaturais", "desvinculados" e "cortados" — e, vezes sem conta, a frase "como nada neste mundo". Estive naquela ala seis dias, e conversei bastante, e livremente, com todos os pacientes de lá. Muitos, ficou evidente, haviam passado por experiências como a minha; e nenhum deles, ficou claro, havia comunicado isso com êxito ao cirurgião. Alguns haviam tentado, e sido repelidos, como eu; a maioria mantivera um silêncio reticente; nenhum conseguira se fazer entender. Alguns haviam ficado aterrorizados, outros um tanto receosos; uns poucos, imperturbáveis ou estóicos, pareceram indiferentes, dizendo "Não, eu não me preocupei. Isso acontece". Se, de fato, eu era um caso único, não era no contexto daquela experiência ou de seu caráter, mas apenas na reflexão, no pensamento incessante, com que eu a cercara — o sentimento de "violação da razão", e sua importância fundamental.

Tão logo me certifiquei disso, o investigador em mim descansou, e pude passar suavemente para um relacionamento mais normal, social. Mas todos nós estávamos de algum modo solitários e isolados naquele estágio — devido à solidão e à privacidade essenciais da doença e do isolamento imposto pela rígida estrutura "vertical" da instituição.

Meus seis dias na ala de ortopedia foram sociais em certa medida — mas uma medida necessariamente limitada. Foi só mais tarde, na Casa de Convalescença, que a atmosfera mudou, que o isolamento e a institucionalização se dissiparam, como um sonho ruim, e deram lugar a uma atmosfera familiar, aconchegante, gostosa, com uma impressão, muitas vezes intensa, de fraternidade e amizade, e de uma vida essencialmente comunitária e sociável, vivendo juntos, recuperando-nos juntos — o compartilhamento e o "com" essenciais da convalescença.

No dia anterior à minha transferência para Caenwood, a Casa de Convalescença em Hampstead, fui levado ao pequeno jardim que eu fitava suspirando — levado de cadeira de rodas, vestindo o pijama do hospital. Foi uma alegria imensa — ficar ao ar livre —, pois já fazia quase um mês que eu estava entre quatro paredes. Uma alegria pura e intensa, uma bênção, sentir o sol no rosto e o vento nos cabelos, ouvir pássaros, ver, tocar e afagar plantas vivas. Uma conexão e comunhão essencial com a natureza foi restabelecida depois do horroroso isolamento e alienação que eu sofrera. Uma parte de mim ganhou vida quando fui levado para o jardim, uma parte que havia definhado e morrido, talvez sem eu saber. Subitamente senti o que havia sentido várias outras vezes, mas nunca pensara em aplicar ao tempo que eu mesmo passei no hospital: a necessidade de hospitais ao ar livre com jardins, instalados no campo e em bosques — mais ou menos como algumas das Little Sister's Homes, as casas de saúde em que trabalho na área rural de Nova York; um hospital como um lar, e não uma fortaleza ou asilo; um hospital como um lar — e talvez como uma aldeia.

Mas, se me refestelei na bênção do sol, também constatei que era evitado por quem não era paciente naquele jardim — os estudantes, enfermeiras, visitantes que estiveram lá. Eu era rejeitado, éramos rejeitados, nós, os pacientes de camisolão branco, e claramente, embora inconscientemente, evitados, como leprosos. Nada me deu tanto a noção da casta social dos pacientes, de eles serem excluídos, párias, discriminados pela sociedade: a pena, a aversão que nossos camisolões brancos inspiravam — a sensação de um completo abismo entre nós e eles, que a cortesia e a cerimônia serviam apenas para ressaltar. Percebi como eu mesmo, quando são, no passado, me afastara arrepiado dos pacientes, de um modo absolutamente inconsciente, sem jamais perceber por um só momento. Mas agora, doente eu mesmo, com a aparência e os trajes de paciente, tive uma fortíssima percepção de como se afastavam de mim com arrepios, como os sãos, os não-pacientes, mantinham uma distância entre nós e eles. Se no momento da internação eu não estivesse tão receoso e absorto em mim mesmo, poderia ter visto mais claramente o que a "internação" envolvia — as roupas do hospital, a etiqueta com meu nome, a remoção da individualidade, a redução a um status e a uma identidade genéricos; mas, curiosamente, foi preciso aquela cena no jardim para me mostrar, como num diagrama, quase comicamente, quanto éramos rejeitados — e o abismo que teria de ser fechado ou saltado antes de ser possível voltar a fazer parte totalmente do mundo dos homens.

O fosso, o abismo entre a doença e a saúde — era para isso que havia a Casa de Convalescença —, tínhamos nos tornado inválidos, não-válidos. Havíamos residido na doença por muito tempo. E não só a havíamos nutrido, mas nos tornáramos doentes nós mesmos — desenvolvido as atitudes de reclusos e inválidos.

Agora precisávamos de uma dupla recuperação — uma recuperação física e um movimento espiritual *em direção* à saúde. Não bastava estarmos fisicamente bem se ainda sentíamos o medo e a preocupação dos doentes. Tínhamos todos, a nosso modo, sido abalados pela doença — perdido a despreocupada ousadia, a liberdade dos sãos. Não podíamos ser jogados de volta no mundo assim de chofre. Necessitávamos de um tempo intermediário — existencial e médico, um lugar onde pudéssemos viver uma existência limitada — limitada e protegida, sem grandes exigências — uma existência limitada, mas que se ampliasse constantemente — até estarmos prontos para reentrar no grande mundo. O hospital para doenças agudas não era um mundo, assim como uma lesão ou doença aguda não era uma vida. Agora tínhamos melhorado, e precisávamos de mundo e vida, mas não podíamos enfrentar todas as exigências da vida, a azáfama, a imensidão insensível e descuidada do mundo, que nos destruiriam; precisávamos de um lugar tranqüilo, um refúgio, um abrigo, onde gradualmente pudéssemos recobrar a confiança e a saúde, uma tão importante quanto a outra — um interlúdio sereno, um mundo sabático, um clima de universidade, onde pudéssemos nos fortalecer no moral e no físico.

Também me ocorreu, naquele último dia no hospital, que a convalescença e os lugares especiais para ela eram uma necessidade social tanto quanto individual. Se nós, recentemente doentes, não podíamos encarar o mundo, o mundo não podia nos encarar, com nossas feições, nossa indumentária de doença e aflição. Inspirávamos horror e medo — vi isso claramente —, e pelo bem do mundo, tanto quanto pelo nosso, não podiam nos deixar sair. Tínhamos sido marcados com os estigmas dos pacientes, o intolerável conhecimento da aflição e da morte, o intolerável conhecimento da passividade, da perda de coragem, da dependência — e o mundo não faz questão de ser lembrado dessas coisas. Goffman preconizou as "instituições totais" — asilos, prisões — para os totalmente apartados, essas construções essencialmente terríveis mas talvez necessárias, para tirar das vistas do público os doentes, os condenados, os estigmatizados. Mas as casas de convalescença, como as universidades ou os mosteiros, eram diferentes. Tinham um caráter essencialmente benevolente e suave. Eram instituições (se é que isso não constitui uma contradição de termos) dedicadas à paciência e à compreensão, a nutrir e reequipar corpos e espíritos frágeis — dedicadas, fundamentalmente, ao indivíduo e a seus cuidados. Essas casas de convalescença seriam, de fato, um abrigo e um lar, um asilo no melhor, mais verdadeiro e mais profundo sentido, e infinitamente distantes do horror dos "asilos" de Goffman.

No entanto *tinha* de haver ambivalências nisso, pois embora como pacientes enfermos, hospitalizados, fôssemos reduzidos à infância moral, não era uma degradação maldosa, mas uma necessidade biológica e espiritual da criatura ferida. *Tínhamos* de voltar, *tínhamos* de regredir, pois podíamos de fato estar impotentes como uma criança, quiséssemos ou não, gostássemos ou não. No hospital nos tornávamos novamente crianças com pais (que podiam ser bons ou maus), e isso podia ser sentido como infantilização e degradação ou como um terno e desesperadamente necessário agasalho. Vinha então a próxima etapa — a necessidade de crescer. Se moralmente, existencialmente, éramos crianças no hospital, em uma casa de convalescença seríamos tratados de outro modo — com mais brusquidão, menos carinho: como um adolescente, talvez.

Conscientemente, é claro, eu desejava ir embora, graduar-me no hospital e começar a crescer; mesmo assim, na última noite, meu inconsciente engendrou um quase-acidente que, se tivesse êxito, me manteria no hospital. Eu havia ganhado, em oito dias, bastante confiança e força, conseguia andar de muletas meio quilômetro de uma vez, e me locomover, me equilibrar, todo animado e exibido. Pareceu-me não ser mais do que exuberância e empolgação eu ter tido o impulso, na última noite, de ir ao telhado, embora subir escadas fosse uma habilidade que eu acabara de adquirir, e isso envolvesse não apenas a escadaria, mas um alçapão e uma escada de mão. Que aventura eletrizante, subir no telhado e ver as luzes de Londres adornando o céu noturno! Eletrizante e — com muletas, gesso e uma perna parcialmente desnervada — absolutamente desatinada, e potencialmente letal. Por sorte, fui visto antes de ir longe demais, trazido para baixo e repreendido com severidade por meu ato provocativo e tolo. Foi só então que a motivação me aflorou à consciência, e percebi: na verdade, eu tentara sofrer um acidente, porque estava com um medo danado de ir embora. Eu não mencionaria aqui esse exemplo estritamente particular de "acting-out"* se não houvesse descoberto que atos assim eram muito comuns entre os pacientes. Todos nós, sem exceção, estávamos "doidos para ir embora", doidos para sair, passar à próxima etapa. Mas isso implicava abrir mão dos cuidados, da condição de bebê acalentado à qual agora estávamos acostumados. Queríamos, conscientemente, ser desmamados, mas inconscientemente temíamos e tentávamos impedir isso, para prolongar nossa condição especial, mimada.

Com ou sem escapada, fui despachado na manhã seguinte, junto com meia dúzia de outros — que haviam, *todos* eles, como descobri, dado suas escapadas de última hora. E eu, por Deus, era o único ali que não estava inválido; os outros tinham cateteres, estavam pálidos ou sem fôlego, ou apenas pareciam doentes, uma turma deplorável lutando para subir no ônibus, ou sendo posta lá dentro. E nosso ônibus — como um navio de leprosos, um navio fantasma, um navio da morte — parecia seguir uma rota de danação, alheia e isolada, para Hampstead.

Percebi que estava com medo — todos estávamos, creio — do ofuscante e tumultuado mundo lá fora, da velocidade e violência do tráfego, das multidões gigantescas, do barulho. A tremenda complexidade e o alvoroço do mundo eram aterradores. Todos desviamos o olhar das janelas, horrorizados, dando graças por não sermos jogados naquilo, ainda. Alguns de nós haviam zombado da necessidade de uma "Casa de Convalescença" ("uma idéia boba, um lugar bobo, eu quero é sair"), mas nenhum de nós queria isso depois de ver o Lá Fora. Era um imenso alívio, uma libertação, não estar mais "lá dentro", mas nenhum de nós, percebemos, estava pronto para "sair". A idéia, a necessidade de uma

* Expressão de um impulso ou fantasia diretamente em uma ação. (N. T.)

intermediação ficou clara, e o lugar "bobo" se tornou, para nós, valioso, necessário e desejado. Foi um grande alívio quando saímos do apinhado centro da cidade em direção aos mais tranqüilos altiplanos de Hampstead. Houve um momento de medo, e então um encantamento quando chegamos àquele portão senhorial, que aos rangidos se abriu e se fechou à nossa passagem, e quando desembarcamos e fomos deixados no velho solar — uma construção imensa, desconexa, recoberta de hera, em um terreno tão verde e vasto que toda visão e impressão da cidade desaparecia e era banida. Apeamos do ônibus atabalhoadamente, contentes e trêmulos. Fomos recebidos por uma enfermeira-chefe de rosto bondoso e maternal, e, como sabiam que estávamos esgotados, nos levaram para nossos quartos. Todos nós caímos imediatamente num sono de exaustão e alívio.

Acordei, num cenário de pura magia, a lua cheia no horizonte, lua de outono, inundando a paisagem de luz, brilhando nas colinas arborizadas e ao meu redor. Fazia apenas um mês lunar, percebi subitamente, que eu remara pelo fiorde Hardanger, sob uma lua cheia igualzinha a essa, justamente na véspera da minha queda. Aquela noite encantada, misteriosa e no entanto sinistra, quando eu ouvira música nas águas serenas do fiorde — um sonho, uma ilusão? — não, uma realidade, mas uma realidade mágica, vinda de uma igreja margeando um lago. Com que encantamento eu ancorara o barco, mal respirando com medo de quebrar a magia, e andara suavemente pelo adro, passando pelas sepulturas clareadas pelo luar, até a iluminada casa de Deus, repleta, transbordando com a grande *Missa* de Mozart!

Havia realmente passado um mês, um mês inteiro? Enquanto eu me consumia e me descabelava de aflição no hospital, os movimentos celestes haviam prosseguido, com majestosa indiferença, sublimes e alheios aos frenesis ditados pelo meu ego. Uma imensa calma, uma paz sublime envolviam a cena. O sentimento de preocupação e impaciência foi drenado de mim, como um veneno. Senti-me parte da grande calma ao meu redor. Ao acordar naquela noite, senti a paz como uma bênção — a graça do Sabá, descendo do céu.

Uma leve névoa de setembro embaciava a luz, atenuava todos os contornos, nos cingia e nos protegia. Também isso eu senti como uma carícia e uma bênção — apropriadas ao plácido interregno à frente. "Obrigado, obrigado, obrigado, Névoa."

Devagar, suavemente (a violência saíra de mim) eu me ergui da cama, me ajeitei nas muletas. Era tarde, eu perdera a hora do jantar, os pacientes estavam deitados. Devagar, suavemente, desci a grande escadaria — como era adequado aquele velho solar para o período que eu estava atravessando! Tudo estava silencioso, beneficamente silencioso, lá embaixo — o silêncio da paz, do repouso, de um Sabá. Fechei os olhos e murmurei uma prece de graças e louvor.

Que importava se havia mesmo algum Ser a quem orar? O que valia era a sensação de dar graças e louvar, o sentimento de um coração humilde e grato.

Entre a lua cheia anterior e essa, no decorrer de um único mês lunar, eu passara perto da morte e fora salvo no último momento; tivera minha carne lacerada costurada e unida; "perdera" minha perna (por uma eternidade?) no limbo do não-sentir; eu a recuperara, como por milagre, quando a recuperação parecia impossível. Vira o alicerce de meu mundo interno ser abalado — não, eu o vira destruído. Sentira o "descrédito da razão" e a humilhação da mente. Caíra num abismo, com rompimento de meus tecidos, de minhas percepções, da unidade natural de alma e corpo, mente e corpo. E fora içado do abismo, revivido, reafirmado, por poderes além de minha compreensão e razão. Eu fora sacudido e arruinado — mas misteriosamente salvo. E agora chegara àquele doce refúgio, aquele velho solar, em Hampstead, onde velas tremeluziam com uma luz humana e uma vasta calma iluminada pelo luar pairava sobre as colinas ao meu redor. Abri a porta — que liberdade era isso, pois no hospital não havia a liberdade de ir e vir — e me quedei, por um minuto, no ar suave, desfrutando sua pureza e a doce fragrância dos bosques, e vendo à distância o fulgor noturno de Londres, cidade das cidades, minha mãe.

Por alguma razão, no hospital, eu tivera dificuldade para chorar. Sentia-me desgraçado, com freqüência, mas numa angústia dura, sem lágrimas. Então, subitamente, senti as lágrimas rolando. Chorei — alegria, gratidão? — sem saber por quê.

Só no café-da-manhã encontrei meus colegas pacientes — todos nós, pacientes, convalescentes, reunidos por algum tempo. Eu, recém-chegado, na base da hierarquia, fui posto numa mesa no canto, um objeto de curiosidade, solicitude e talvez de certo desprezo para os veteranos. Houve um sentimento instantâneo de grupo — e de hierarquia — como no primeiro dia no exército ou na escola — mas também, sob ele, um sentimento de afabilidade e companheirismo.

De saída já tive um problema: eu não podia pôr as muletas na mesa, mas se as deixasse de lado como poderia *chegar* à mesa?

"Escute", disse meu vizinho quando me viu confuso e constrangido. "Sente-se, e eu porei suas muletas no canto. Aqui todos temos de ajudar uns aos outros."

Agradeci a ele. Era um homem miúdo e grisalho, diabético, acabara de passar por uma amputação, e estava muito atormentado, confessou, por vívidos fantasmas. Apresentamo-nos em termos quase médicos, com nossos sintomas e problemas, e só mais tarde de um modo mais pessoal.

"E você? O que aconteceu?", ele perguntou, relanceando os olhos para o gesso.

Contei a ele.

"Vejam só que coisa infernal!" Ele se virou para os outros. "O doutor aqui tem a perna, mas não a sente — e eu sinto a perna, mas não a tenho! Sabe de uma coisa? (ele se virou de novo para mim) Poderíamos fazer uma boa perna, nós dois juntos. Eu entraria com o sentido, e você com a perna."

Rimos os dois. Rimos todos. Quebrou-se o gelo, e me ocorreu que aquele homem, sem conhecimento especial, fora instantaneamente ao cerne do problema — o cerne *dos problemas*, o seu e o meu, a cômica e básica oposição dos fantasmas positivos e negativos. De fato, ele foi além:

"Este maldito fantasma", ele esbravejou. "Coisa besta e odiosa. Quem precisa dele? Não tinha um jeito de fazer isso parar de acontecer? Caramba!", ele bradou. "*Você* é a resposta. Tudo o que deveriam ter feito, antes de me tirar a perna, era dar-lhe uma anestesia, cortar os nervos, botá-la num gesso — assim eu deixaria de senti-la, como você deixou de sentir a sua. E então, quando eu não a sentisse mais, aí eles a cortavam! Livre-se da sensação, livre-se da idéia, e *então* livre-se da coisa propriamente dita!"

Maravilhei-me com aquela clareza de raciocínio. A idéia me pareceu sensata, até mesmo brilhante. Tive vontade de "medicalizá-la" para ele, e de enviar uma carta em seu nome para a *Lancet*: "Profilaxia simples contra o desenvolvimento de fantasmas".

O que descobri nele, descobri em todos. Eram todos muito mais sábios que os médicos que tratavam deles. Existe entre os médicos, pelo menos em hospitais para doenças agudas, a pressuposição de que os pacientes são estúpidos. E *ninguém* era "estúpido", ninguém é estúpido, com exceção dos tolos que pensam isso dos pacientes. Trabalhando em um hospital para doenças crônicas, com os mesmos pacientes, adquire-se maior respeito por eles — por sua sabedoria humana elementar, e pela especial "sabedoria do coração". Mas naquele primeiro desjejum com meus "irmãos" — não só meus colegas em conhecimentos especializados, mas meu colegas pacientes, meus semelhantes — e durante toda a minha permanência na Casa de Convalescença, constatei que a pessoa precisa ser paciente *ela mesma*, e paciente entre pacientes, que precisa entrar na solidão e na comunidade dos pacientes, para ter uma idéia real do que *significa* ser paciente, para entender a imensa complexidade e profundidade de sentimentos, as ressonâncias da alma em todos os tons — angústia, raiva, coragem, o que for — e os pensamentos evocados, mesmo nas mentes práticas mais simples, porque como paciente a experiência *força* a pessoa a pensar.

A comunicação na Casa foi instantânea e profunda. Havia entre nós uma transparência, uma dissolução das barreiras usuais. Não só conhecíamos os fatos respeitantes a cada um (a perna do doutor, o ovário da sra. P. etc.), mas sabíamos, sentíamos, adivinhávamos os sentimentos uns dos outros. Esse compartilhar de sentimentos normalmente ocultos e privados — sentimentos, de fato, que a pessoa com freqüência escondia de si mesma — e a magnitude do desvelo e do companheirismo evocados, o dar e compartilhar humor e coragem inestimáveis — isso parecia extremamente notável, diferente de tudo o que eu já vira, e além de qualquer coisa que eu já houvesse imaginado. Todos nós tínhamos passado por aquilo — doença e medo — e alguns de nós haviam andado pelo Vale da Sombra da Morte. Todos nós tínhamos conhecido a suprema solidão de estar doente e ser posto de parte, a solidão "que não é ameaçada nem no próprio inferno". Havíamos todos mergulhado em grandes trevas e abismos — e agora emergíamos, como peregrinos que haviam percorrido o mesmo caminho, mas um caminho que, até então, tivera de ser trilhado a sós. A estrada à frente prometia uma passagem bem diferente, na qual poderíamos ser companheiros de viagem juntos.

Por acaso nos havíamos conhecido. Provavelmente nunca tornaríamos a nos ver. Mas o encontro, enquanto durasse, era elementar e profundo — simpatia e compreensão tácitas, mútuas. A certeza, a intuição daquilo que compartilhávamos, a certeza da profundidade e dos alicerces de nossas relações, era como um segredo partilhado que não precisava ser pronunciado. De fato, em grande medida, nossa conversa era superficial. Fazíamos gracejos, piadas, jogávamos bilhar e tocávamos banjo, conversávamos sobre o noticiário e os últimos resultados do futebol, e sobre os flertes e favoritismos observados no pessoal que trabalhava na Casa. Tudo, na superfície, era alegre e leve. Uma pessoa de fora nos veria como uma gente frívola se entreouvisse nossas conversas. Mas aquela superficialidade, nossa superficialidade, encobria abismos profundos. O abismo estava implícito, estava secretamente presente em nossas palavras, nas mais leves e soltas brincadeiras e piadas. Se éramos frívolos, era o ânimo dos recém-nascidos, e, igualmente, o dos que haviam conhecido a escuridão mais profunda. Mas nada disso teria sido visto por alguém de fora. Esse alguém teria observado a superfície, não as profundezas. Nem sequer teria adivinhado que *havia* profundidades ocultas e reveladas em nossas frivolidades.

Depois do café-da-manhã fui passear — era uma manhã de setembro particularmente esplêndida —, acomodei-me num banco de pedra com ampla vista em todas as direções, enchi e acendi meu cachimbo. Aquela era uma experiência nova, ou pelo menos quase esquecida. *Eu nunca tinha tido um tempo de folga para acender um cachimbo*, ou pelo menos não nos últimos catorze anos, no mínimo. Agora, subitamente, eu tinha uma imensa sensação de tempo disponível, de folga, uma liberdade que eu quase esquecera — mas que, agora de volta, me parecia a coisa mais preciosa da vida. Havia uma intensa impressão de quietude, calma, deleite, um puro gozo do "agora", livre de pressão ou desejo. Eu estava intensamente cônscio de cada folha, matizada de outono, no chão; intensamente cônscio do Éden ao meu redor, e, além dele, da amplidão de Hampstead Heath, e das igrejas de Hampstead e Highgate, de campanários projetando-se no horizonte. O mundo estava imóvel, congelado — tudo concentrado na intensidade do puramente ser. Paz e comunhão perfeitas pairavam sobre o lugar. Essa paz tinha uma qualidade de agradecimento e louvor, uma espécie de intensidade silenciosa, santa; mas um silêncio que era também agradecimento e canto. Eu sentia a grama, as árvores, a região ao meu redor, toda a terra, todas as criaturas emergindo em louvor. Senti que o mundo todo era, ele próprio, um imenso hino — e que minha alma, em paz, satisfeita, era parte desse hino.

Tudo à minha volta era infinitamente familiar. Pois eu não havia crescido nas vizinhanças de Hampstead Heath, corrido por tudo aquilo quando menino? O lugar sempre fora um reino mágico, um lar familiar e querido. Mas agora, nessa manhã, como que na primeira manhã da Criação, eu me senti como Adão contemplando maravilhado um mundo novo. Eu não sabia, ou tinha esquecido, que podia existir tanta beleza, tanta plenitude, em cada momento. Eu não tinha nenhuma noção de momentos, de sucessões, apenas da perfeição e beleza de um agora atemporal — um *nunc stans*.

Um reino mágico de atemporalidade fora inserido no tempo, uma intensidade do agora e do presente, do tipo que normalmente o passado e o futuro devoram. Subitamente, como por mágica, eu me vi isento das incômodas pressões do passado e do futuro, saboreando a infinita dádiva de um agora completo e perfeito. Ociosamente, mas não preguiçosamente — pois no lazer não há preguiça nem pressa —, contemplei a lenta espiral da fumaça do meu cachimbo a subir no ar calmo. Ociosamente ouvi, a cada hora, os toques de sinos vindos de todas as direções: Hampstead chamando, badalando, para Highgate, Highgate para Hampstead, um para o outro, e para o mundo inteiro.

E assim permaneci, e pensei, a mente ativa, mas em paz. E observei, ainda, que eu não era "único", e que sentados ou passeando naquele paraíso havia outros pacientes, sem pressa, sem preocupações, em repouso. Todos estávamos desfrutando um extraordinário Sabá do espírito — assim supus, e confirmei no mês aprazível e atemporal que passei ali. Havia uma calma singular, como em um mosteiro ou uma universidade. Era para todos nós, independentemente das condições da vida de cada um, um singular interlúdio, diferente de tudo o que conhecíamos. Havíamos emergido do absoluto sofrimento, das tormentas e dos terrores da doença, da arrasadora incerteza sobre nossa recuperação; mas ainda não tínhamos sido reconvocados pela rotina diária da vida, ou do que passa por vida no mundo irregenerado, com suas intermináveis obrigações, aborrecimentos, expectativas. Estavam nos concedendo um mágico interlúdio entre o estar doente e o retornar ao mundo, entre ser um paciente e ser o chefe da casa e arrimo de família, entre estar "dentro" e estar "fora", entre passado e futuro. Aquele clima de sábado durou; não se atenuou, permaneceu igualmente radiante uma semana, um mês depois.

Outro setembro, outro ano, tendo encontrado a paz depois de um período de aborrecimentos, eu me peguei lendo Hannah Arendt, sobre "a lacuna entre passado e futuro: o *nunc stans*". Na verdade, a leitura entremeava-se com recordação: eu recordava e escrevia um pouco, depois fazia uma pausa para Hannah Arendt. Ela fala de uma "região atemporal, uma presença eterna na quietude total, situada totalmente fora dos relógios e calendários humanos, a quietude do Agora na existência premida e abalada pelo tempo do homem [...] esse pequeno espaço sem tempo é o próprio cerne do tempo", e discorre sobre como esse é justamente o lar, o único lar, da Mente, da Alma e da Arte; o único ponto onde passado e futuro se reúnem, e o arranjo e o significado do todo se tornam claros. Precisamente essa atemporalidade estava sendo concedida agora — a dádiva especial de Caenwood.

Em meu tempo de estudante, lamentavelmente, não dei o devido valor a Oxford, deixei de apreciar ou de usar sua atemporalidade, seu privilégio, mas agora eu tinha uma vívida percepção de meu privilégio — do interlúdio especial que me estava sendo concedido naquele período de convalescença. Eu o sentia intensamente. Todos o sentiam na Casa. Para muitos — assoberbados pelo trabalho, assoberbados pela família, cronicamente preocupados e ansiosos — aquele era o primeiro lazer de verdade, as primeiras férias que eles estavam tendo — a primeira vez que estavam tendo tempo para pensar — ou sentir. E todos nós, cada qual a seu modo, pensamos muito nesse período e, suponho, fomos profundamente mudados, às vezes permanentemente, pela experiência.

No hospital, perdemos a noção do mundo. Foi na Casa de Convalescença que reencontramos pela primeira vez o mundo — embora à distância, atenuado, em miniatura. Minha primeira manhã, eu passara lagarteando ao sol, fazendo breves incursões exploratórias no jardim; eu conseguia passear, de muletas, por alguns minutos. À tarde saí em direção ao portão da Casa. Havia um declive que me deixou fora de combate. Ofegante, trêmulo, desabei ao lado do portão, esmagado pela lembrança de minha incapacidade e inadequação. Do outro lado da rua, no campo de esportes de Highgate, vi o time do colégio treinando rúgbi, algo que eu normalmente gostava de ver. Fiquei surpreso e horrorizado com o espasmo de ódio que senti. Odiei a saúde daquela gente, seus corpos jovens e fortes. Odiei sua descuidada exuberância e liberdade — liberdade das limitações que eu sentia, avassaladoramente, em mim mesmo. Olhei para eles com uma inveja virulenta, com o rancor perverso, a inveja venenosa de um inválido; e então dei as costas; não podia suportá-los mais. E também não podia suportar meus próprios sentimentos, a fealdade revelada em mim.

Consolei-me, mais ou menos, dizendo: "Esse não sou eu — não sou eu de verdade — e sim minha doença falando. Um fenômeno bem documentado — a inveja odiosa dos doentes".

E acrescentei: "Posso *sentir*, mas com certeza não *demonstro*".

Muito abalado, consternado, voltei titubeante para meu banco. O dia ainda estava ensolarado, mas moralmente toldado.

Tive uma experiência semelhante no dia seguinte, quando passeava pelo gramado e topei com coelhos em um viveiro. Novamente me surpreendi com um espasmo de ódio. "Como eles *ousam* brincar quando *eu* estou incapacitado?" E outra vez com um belo gato, que odiei precisamente por sua beleza e graça.

Fiquei horrorizado com essas reações, essa venenosa, biliosa aversão pela vida, esses súbitos afluxos de bílis depois dos sentimentos exaltados e líricos que eu professara. Mas eram instrutivas essas reações, e era importante encará-las; importante, também, *confessá-las*, para a compreensão dos outros. E nisso meus companheiros pacientes foram maravilhosos, pois quando confessei, gaguejando envergonhado, eles me disseram: "Não se preocupe, também passamos por isso. Todos passamos — logo desaparecerá".

Esperei que eles estivessem certos. Eu não podia ter certeza. Só podia ter certeza de meu ódio naquele momento. Eu sorria, com bondade, para os idosos e os enfermos; na verdade, não podia tolerar ninguém que não o fosse. Meu coração se abria para os enfermos e os sofredores, mas se fechava bruscamente diante do espetáculo da saúde.

Mas na segunda-feira, quando comecei o programa de fisioterapia e a fisioterapeuta foi otimista e muito encorajadora, dando-me a sensação de que eu poderia contar com uma recuperação praticamente completa, descobri que o sentimento de ódio desaparecera. Afaguei o gato, alimentei os coelhos e passei uma hora vendo os jovens jogadores com prazer. Essa foi, portanto, uma virada radical *em direção* à vida.

Tenho dificuldade para escrever sobre tudo isso, mesmo anos depois. É fácil relembrar as coisas boas da vida, as ocasiões em que nosso coração rejubila e se expande, em que tudo é envolto em bondade e amor; é fácil recordar o que é elevado na vida — como fomos nobres, como nos sentimos generosos, a coragem que demonstramos em face da adversidade. É mais duro lembrar como fomos abomináveis.

Menti quando disse "Esse não sou eu, não sou eu de verdade. É a doença quem está falando". Pois a doença não tem voz, e *era* eu, um eu maldoso. Como posso afirmar que minha bondade, meus sentimentos elevados constituem o "verdadeiro eu" e que meu rancor e minha perversidade são apenas a "doença" e não eu?

Conseguimos ver prontamente nos outros aquilo que não fazemos caso de ver, ou não ousamos ver, em nós mesmos. Os pacientes com quem trabalho têm doenças crônicas. Eles têm, e sabem que têm, pouca ou nenhuma esperança de recuperação. Alguns demonstram humor e bravura transcendentes, mantêm intactos o amor e a afirmação da vida. Mas outros são acerbos, virulentos, azedos — têm imenso ódio, imenso rancor, têm ímpetos assassinos, demoníacos. Não é a doença, mas a pessoa que se revela nisso, seu colapso ou sua corrupção diante das crueldades da vida. Quando temos juventude, beleza, talentos abençoados, força, se alcançamos a fama, a fortuna, a estima, a realização, é fácil ser bonzinho, abrir um coração afável para o mundo. Mas se formos desfavorecidos, desfigurados, incapacitados, feridos; se perdermos a saúde e a força, a fortuna e a estima; se nos virmos doentes, aflitos e sem uma clara esperança de recuperação — então nossa índole, nosso caráter moral, será testada até o limite.

Eu fui testado, mas apenas brevemente, e mesmo assim evidenciei uma reação detestável. Logo passou. Eu nem sequer tinha de conviver com uma incapacidade permanente — com a *consciência* de incapacidade e infortúnio permanentes. Havia outro paciente em minha mesa — um jovem pintor que acabara de passar por uma cirurgia de coração aberto depois de anos com crescente incapacidade cardíaca. Ele sofria fisicamente a maior parte do tempo, sua aparência era abatida e envelhecida, seu olhar lembrava uma doninha maldosa. Esforçava-se para reprimir seus sentimentos de rancor, que aumentavam seu sofrimento e dos quais ele se envergonhava; mas eles se revelavam, em seus olhos, mesmo quando ele mordia a língua para calar-se. E *meus* sentimentos em relação a ele, não muito amigáveis, certamente também se traíam, pois um dia ele explodiu: "Para você está tudo bem. Você está melhorando. Logo ficará bom. Poderá fazer tudo o que quiser. Mas o que os seus olhos de *médico* lhe dizem sobre mim? Tenho um coração imprestável, vasos estragados, a ponte não está funcionando. Vou sair, é verdade, mas voltarei. Estive aqui cinco vezes. Já me conhecem, a esta altura. As pessoas não gostam de me olhar no rosto. Vêem a sentença de morte, e vêem que não a estou aceitando bem. Vêem meus lábios arroxeados, e meu rancor — como você também vê, mas finge que não. Nada agradável, uma visão nem um pouco bonita, nada digna, nada elevada. Mas me diga: que diabo eu posso fazer, meu amigo?".

Como a universidade, a Casa de Convalescença tinha estrutura e liberdade — ambas, talvez, em um grau incomum. Havia horários determinados para as refeições e mesas determinadas no refeitório para os pacientes, horários determinados para a fisioterapia e outras atividades, horários determinados para consultas médicas e, de início, limites determinados para qualquer tipo de visita. Sair, no começo, não era permitido, e quando passou a ser, as saídas eram limitadas. Era preciso ter permissão para sair, e voltar antes do toque de recolher. Mas, em contraste com essas restrições quase monásticas, havia a atemporalidade, a liberdade, o idealismo de um mosteiro. Uma única idéia ou sentimento nos mantinha unidos, a longa peregrinação que finalmente nos devolveria à saúde e ao lar, uma idéia ao mesmo tempo devota e prática. Essa era a unidade e o centro de nossas vidas — e talvez não estivesse tão distante da idéia de um mosteiro — ou, em seu melhor sentido, também de uma universidade. Havíamos conhecido a doença como alguém conhece o erro ou o mal, e agora buscávamos a saúde, a recuperação do equilíbrio do ser, como alguém busca a bondade ou a verdade.

A programação diária e os limites estipulados eram importantes. Sem eles, poderíamos resvalar para a desestruturação e o caos, calcular mal nossas capacidades e ficar o dia inteiro deitados, regressivos e passivos, ou fazer um esforço muito além de nossas capacidades. Nenhum de nós tinha ainda a resistência da saúde. Ainda estávamos frágeis, precários; e precisávamos de estrutura e cuidados. Ainda não podíamos desfrutar fisicamente a liberdade da saúde, sua despreocupação, exuberância e abundância impensadas. Por isso nossas atividades diárias, nossas vidas, tinham de ser medidas — só gradualmente se permitindo uma aproximação do normal.

Eu vivia escapando e exagerando. Saía para uma grande caminhada pelo campo, atraído pelos vastos gramados em declive e pela deliciosa sensação de facilidade naquelas descidas ágeis — só para descobrir lá embaixo, onde corria o riacho, que estava totalmente exausto; e ao voltar penosamente eu constatava que a força e o tônus da perna esquerda minguavam e que, para meu sofrimento, ocorrera uma acentuada efusão no joelho que poderia me deixar de cama por 24 horas. Havia uma impressão de facilidade enganosa — mas também de imenso esforço e dificuldade para coisas bem simples. Não era fácil deitar ou levantar, manobrar o corpo para usar o banheiro ou sentar. As muletas tinham de estar constantemente à mão, e também o pegador de um metro de comprimento para apanhar coisas à distância. Eu tinha dificuldade para calçar a meia no pé esquerdo de manhã. Precisava usar um dispositivo curioso, que tinha de ser jogado na direção do pé para prender-se nele e então ser puxado — como jogar a isca na água para pescar.

Estávamos ali para a convalescença. Tínhamos de melhorar. Mas melhorar não é um processo automático e simples, ao passo que contrair uma doença, adoecer, pode ocorrer por si mesmo. É significativo, talvez, não termos a palavra ou conceito correspondente, "ensaudecer". Em vez disso, temos "curar-se", que significa restabelecer a saúde, estando implícito aí não um processo, mas um ato — muitos atos.

Existe, obviamente, uma recuperação automática — a dos tecidos, por exemplo. Esse, de fato, era o único significado de recuperação, no que dizia respeito ao cirurgião. Tecidos haviam sido lacerados, tecidos haviam sido unidos; o trabalho do cirurgião estava feito, pois a cura do tecido é automática. Estritamente falando, na condição de cirurgião, na condição de carpinteiro, ele estava certo, mesmo havendo uma espécie de prescrição a contragosto para "fisioterapia pós-operatória", como se isso fosse algo puramente médico ou mecânico.

Havia, e há, um aspecto mecânico nisso. Os músculos precisam ser exercitados, ou perdem a força e o tônus. O exercício é necessário, e benéfico, para os músculos — necessário, mas não suficiente. Pois ficar de pé, andar, sem falar de habilidades e atividades motoras mais complexas, não é apenas uma questão de músculos (mesmo que, como no meu caso, a lesão primária seja muscular). A reabilitação envolve ação, *atos*. A reabilitação tem de ser centrada no caráter dos atos — e em como evocá-los, quando eles se desmancharam, se desintegraram, foram perdidos — ou esquecidos. Sem isso eu teria, de fato, permanecido preso ao leito — exatamente como disse Hipócrates.

Mas eu não poderia fazer isso por força de vontade, ou por iniciativa própria, sozinho. A iniciação, o impulso, tinha de vir de fora. Eu tinha de *fazer*, de dar à luz o novo ato, mas era preciso que outros fizessem o parto, e me *dissessem*: "Faça!". Provinha deles a permissão, a prescrição, eles eram as parteiras do ato — e, obviamente, provinham deles o apoio e o encorajamento. E isso não era pura neurose ou passividade. Todo paciente, por mais resoluto e esforçado que seja, encontra exatamente a mesma dificuldade em dar o primeiro passo, em fazer (ou refazer) qualquer coisa nova. Ele não consegue concebê-la — "a imaginação é subjugada" — e outras pessoas, compreendendo, têm de dar-lhe um empurrãozinho. Fazem a (inter)mediação, por assim dizer, entre passividade e ação.

Esse era o ato supremo, o ponto alto, da recuperação. Mas não era o fim, apenas o começo. E se eu ainda precisava de mais seis semanas, era porque outros atos eram necessários, de um tipo semelhante, pois a restauração de função superior não é suave e automática. Reabilitação, desse modo, é recapitulação, segunda infância; pois, como na infância, envolve atos decisivos de aprendizado, súbitas ascensões de um nível ao seguinte, cada nível inconcebível quando estamos no nível inferior. A fisiologia, ou pelo menos a fisiologia de funções superiores, depende de experiências e atos, está embutida neles, e a menos que as experiências e atos sejam tornados possíveis — o papel essencial do fisioterapeuta ou professor —, o sistema nervoso, a organização, não amadurecerá nem se curará.

Assim, na Casa de Convalescença, embora eu me tornasse cada dia mais forte e pudesse fazer as mesmas coisas com poder e facilidade cada vez maiores, não conseguia fazer nada diferente, nada novo. Isso sempre requeria a intervenção de outra pessoa. E ficou patente, de modo notável, quando chegou a hora de eu me "graduar" — passar para uma só muleta, e, mais tarde, para uma bengala.

Um jovem cirurgião particularmente simpático e compreensivo ia à Casa de Convalescença três vezes por semana; era um homem que sabia escutar e com quem a comunicação era possível. Uma ocasião, perguntei a ele sobre isso (eu *podia* fazer-lhe essa pergunta, enquanto ao meu cirurgião no hospital eu nada, ou quase nada, podia perguntar).

"É simples", ele respondeu. "Talvez você tenha adivinhado a resposta. *Já passei por isso.* Já quebrei a perna ... *sei como* é."

Assim, quando o dr. Amundsen disse que era hora de me graduar e abrir mão de uma muleta, falou com autoridade — a única autoridade real, a da experiência e compreensão. Eu acreditava nele. Tinha fé nele. Mas o que ele sugeria era — impossível.

"É impossível", gaguejei. "Não consigo imaginar isso."

"Não tem de 'imaginar', apenas *fazer*."

Buscando coragem, tremendo de tensão, eu tentei — e imediatamente tropecei e caí de borco. Tentei de novo — e tornei a cair.

"Não se preocupe", ele disse. "Vai simplesmente *acontecer* — você vai ver."

("Aconteceu" mais tarde naquele dia — mas em um *sonho*.)

Foi nessa altura que recebi um telefonema de um amigo. Haveria um serviço religioso na Abadia de Westminster em homenagem a W. H. Auden — eu poderia ir? Eu adorava, venerava Auden, queria ir. Mais ainda, sentia que era um dever prestar minhas últimas homenagens. Fiquei em um conflito doloroso, mas o terror acabou vencendo:

"Sinto muitíssimo", falei. "É claro que eu iria se fosse fisicamente possível. Mas neste estágio, lamento, é totalmente impensável. Eu queria muito poder ir, mas não dá nem para imaginar isso." Sim, essas foram as palavras, as palavras exatas que usei.

Na manhã seguinte, a fisioterapeuta veio ao meu quarto — vira as provas, em minha mesa, de um artigo que eu escrevera sobre Auden — e comentou: "Me disseram que foi uma cerimônia muito comovente na abadia. Conte-me tudo — sem dúvida você esteva lá".

Fui fulminado. Meu mundo mental pareceu estremecer. "Mas", gaguejei, "eu não podia ir."

"Por que não?", ela quis saber.

"Fui convidado, eu queria, mas era impensável, não dava nem para imaginar."

"Impensável!", ela explodiu. "Não dava para imaginar? *É claro* que você poderia ter ido. Deveria ter ido. Que diabo o impediu? Por que você não deveria sair?"

Meu Deus, ela tinha razão! Quem me impediu, o que me impediu? Que bobagem eu dizer "não dá para imaginar". No momento em que ela falou "Por que não?" uma grande barreira desapareceu — embora eu não houvesse pensado nela como uma barreira, mas apenas como "não dá para imaginar". Eu estava "proibido" — ou era "a imaginação subjugada"?

De qualquer modo, fui libertado pelas palavras da fisioterapeuta, e declarei: "Caramba, eu vou sair agora mesmo!".

"Ótimo", ela replicou. "E já não era sem tempo."

Ligeiro, sem pensar, saí a passos largos portão afora e subi a colina em direção a Highgate. Maravilha! Êxtase! Minha primeira caminhada lá fora. Até essa caminhada, esse momento, ir lá fora tinha sido impensável — eu me sentira um recluso e um inválido, e não conseguira imaginar nada diferente. Fora totalmente incapaz de dar esse passo crucial. Dar um passo no grande mundo precisou do "por que não?" da fisioterapeuta.

Encontrei uma pequena casa de chá no topo de Highgate Hill e entrei, intrepidamente, sem hesitar, para tomar chá.

"Conseguiu", disse a garçonete. "Finalmente você conseguiu chegar aqui."

"Você me conhece?", perguntei, espantado.

"Não pessoalmente", ela respondeu. "*Eu sei como é.* Vocês ficam sentados naquela Casa de Convalescença até quase explodir — e, de repente, *explodem mesmo*, e a explosão os faz subir Highgate e os traz direto para esta casa de chá, para comer fora pela primeira vez!"

"Sim", falei, "você está cem por cento certa."

E então pedi não apenas um bule de chá, mas um verdadeiro banquete para comemorar minha libertação.

"Todos eles fazem isso!", declarou a garçonete.

"Todos eles", "Todos vocês". Que me importava? De fato, eu ficava satisfeito por agir, evidentemente, como muitos outros antes de mim. Isso fazia com que eu me sentisse menos afastado, menos alienado, menos "único": colocava-me no normal, entre outros, como parte do mundo.

Pedi quase tudo do cardápio — de torradas com anchova a balas de rum e merengues — e tudo estava maravilhoso. Não só maravilhoso, mas santo — senti aquela refeição como um sacramento, minha primeira comunhão com o mundo. Eu vinha passando fome de mundo por mais de seis semanas. Estava faminto do mundo, e aquilo foi para mim como um banquete. A cada mordida sagrada — e comi devagar, embora muito, com agradecimento e reverência — eu sentia estar partilhando daquele banquete sagrado, o mundo. A substância, as sensações, eram espirituais também. A comida e a bebida eram abençoadas — um banquete sacramental.

A partir desse momento nada mais me deteve. Eu saí constantemente, apaixonei-me pelo mundo, fretei táxis com a extravagância de um potentado vindo a passeio de outras terras. E, em certo sentido, era assim que eu me sentia — um homem, um rei, exilado havia muito tempo, de volta, recebendo uma esplêndida, régia acolhida do mundo para o qual retornava. Eu queria abraçar prédios familiares e queridos; queria abraçar estranhos na rua — abraçá-los, devorá-los, como minha primeira refeição na casa de chá — pois eles também eram parte do maravilhoso banquete. Devo ter rido e sorrido à beça, ou de algum outro modo exalado alegria e amor, pois recebi muito em troca. Senti isso especialmente nos pubs nos arredores de Hampstead — pubs esplêndidos, alegres, lotados, com jardins e toldos resplandecendo ao sol cálido, e a gente mais cordial e simpática do mundo. Minhas muletas (pois eu precisava de ambas, para entrar no táxi e sair), meu gesso serviam como passaporte de validade universal. Eu era bem recebido, me paparicavam aonde quer que eu fosse. E eu adorava aquilo, eu que fora tão retraído e tímido. Eu me surpreendi cantando, jogando dados, contando piadas indecentes, rindo.

Por toda parte, e em mim, descobri um entusiasmo rabelaisiano — um entusiasmo bruto, mas festivo, e perfeitamente casto. Mas também, e igualmente, busquei as veredas da vida, clareiras tranqüilas, caminhadas ao luar, para meditação. Eu queria dar graças, em todos os modos — em energia, em quietude; em companhia, sozinho; com amigos, com estranhos; em ação, em pensamento. A alegria desse período foi extraordinariamente intensa — mas me pareceu uma alegria sadia, sem mania ou doença. Senti que era assim que *deveríamos* ver o mundo — como o mundo realmente era, se não estivéssemos embotados ou combalidos. Eu sentia a jovialidade e a inocência do recém-nascido.

E se essa era a "verdade", ou como as coisas deveriam ser, como alguém podia achar que o mundo era *insípido*? Eu me perguntei se justamente o que em geral chamamos de "normal" não seria uma espécie de insipidez, um embotamento dos sentidos e do espírito, quando não, de fato, um verdadeiro fechamento de suas portas. Eu, agora, libertado, solto, emergindo da noite escura e do abismo, estava inebriado de luz, de amor e de saúde.

Senti que uma grande crise ocorrera em minha vida, e que daí em diante eu seria transformado de um modo profundo e permanente. Passaria a dar valor a mais coisas — de fato, a dar valor a tudo. Veria a vida, toda a existência, como a mais preciosa das dádivas, infinitamente vulnerável e precária, a ser infinitamente prezada e nutrida.

Na segunda-feira, 7 de outubro — seis semanas depois da operação —, fui levado de volta ao hospital, para ser examinado e para a retirada do gesso — retirada definitiva, se tudo estivesse bem. Não receei, sabia que tudo estava bem — e queria ver meu antes amaldiçoado cirurgião e sua equipe sob uma luz amigável.

Felizmente isso aconteceu, e não houve problemas. Dr. Swan viu-se diante de um paciente radiante e grato, que demonstrou unicamente afabilidade e arrependimento pela ira passada. Ele não pôde deixar de responder na mesma moeda a tudo isso, embora sua resposta tivesse um quê de timidez e reserva. Sorriu, mas não um sorriso largo; deu-me um aperto de mão, mas não caloroso; foi cordial, mas não amável. Espantei-me por tê-lo achado tão detestável antes — pois ele não era realmente detestável, tanto quanto não era adorável: apenas um sujeito correto, discreto, profissional e reservado; tecnicamente admirável, nunca duvidei disso em nenhum momento, mas pouco à vontade com as realidades das emoções intensas, e incapaz de lidar com exigências emocionais — pelo menos, exigências tão extremas quanto as minhas, em minha angústia. Agora que minha angústia se fora, agora que eu estava *melhor*, não fiz exigências — e isso lhe agradou imensamente, e lhe permitiu esboçar um sorriso. Assim como ele mudou para mim, sem dúvida eu mudei para ele. Imaginei-o em conversa com a "equipe" mais tarde: "Não é um mau sujeito, o Sacks — um pouco esquentado, é claro. Ele deu um pouco de trabalho no hospital, é verdade — mas talvez tenha passado maus bocados. Eu não queria me ver numa situação daquelas. Mas agora ele está bem, não está? A perna parece ótima. Tudo está bem quando termina bem". E com isso ele me descartaria da mente.

Sim, de fato, retirado o gesso, minha perna pareceu ótima — ganhara corpo consideravelmente, embora ainda estivesse mais fina (e um tanto mais fria) que a outra, e a cicatriz da cirurgia era bem alinhada e compacta — e bonita, também, a seu modo, especialmente quando eu pensava nela como uma cicatriz de batalha, heróica. Não havia nada da alienação que tanto me chocara quatro semanas antes. A perna era claramente viva, claramente real, claramente de carne, claramente minha, com apenas algo um tanto vago, ou estranho, na região do joelho. Assim, fiquei um pouco surpreso ao constatar que a pele estava insensível — totalmente insensível, anestesiada, por toda a área que ficara coberta pelo gesso. Não era uma insensibilidade profunda — a propriocepção parecia normal (o que condizia com a sensação de que o membro estava normal, não alienado) — e sim densa, superficial.

No caminho de volta para Caenwood, na ambulância, friccionei e massageei a perna com as mãos; com isso, estimulando a pele e seus sensores, a sensibilidade foi voltando, minuto a minuto, e quase retornou totalmente durante a hora de viagem. Se fora a privação de sensações comuns no interior do gesso, ou a pressão que ele exercia, não sei dizer. Descobri que outros pacientes haviam sentido um entorpecimento semelhante — superficial, transitório, e ao que parecia sem grande importância. A perda da sensação profunda, da propriocepção, era muito diferente, e insuportável.

Eu disse "quase" porque uma área, do lado externo da coxa e do joelho, não cedeu ao meu tratamento e permaneceu totalmente sem nenhum tipo de sensação. Era o local onde as ramificações do nervo femoral na pele haviam sido cortadas durante a cirurgia.

Agora que o gesso fora tirado, restava um último problema: conseguir algum movimento no joelho, que parecia inexoravelmente rígido, traspassado em toda a sua extensão por uma enorme massa de tecido cicatrizado. Eu tinha de passar meia hora por dia fazendo força, obrigando o joelho a dobrar-se, tentando desprender e romper o rígido tecido fibroso.

Uma sexta-feira, como tudo estava correndo bem, permitiram-me passar uma noite em casa. Toda a família se reuniu para me receber — era véspera do Sabá. Na manhã seguinte, fui à sinagoga com meu pai e meus irmãos, e fomos todos chamados para a leitura da Torá. E isso, para minha surpresa, foi um prazer inexprimível; pois, por trás de minha família, eu me senti acolhido por uma comunidade e, por trás dela, pela beleza de antigas tradições e ainda, por trás delas, pelo supremo, eterno regozijo da lei. O excerto era do Gênesis, perto do começo, mais apropriado a um homem que se sente renascido; pois pouco antes, na festa de Simchat Torah — Alegria da Torá —, o ciclo anual de leitura da Torá chegara ao fim e recomeçara, com o toque do chofar seguido pelo clamor: "Agora o mundo é recém-criado".

O serviço religioso, as cerimônias, as histórias da Bíblia agora tinham sentido, como nunca antes haviam tido plenamente ou verdadeiramente. Um sentimento panteísta permeara o mês que se fora, o sentimento de que o mundo era dádiva de Deus, pela qual deveríamos agradecer. Agora, nas cerimônias e histórias religiosas, encontrei uma verdadeira parábola de minha experiência e condição — a experiência de aflição e redenção, escuridão e luz, morte e renascimento — a peregrinação que o destino, ou minha lesão, me havia imposto. Agora, como nunca antes, vi relevância nos símbolos e histórias das Escrituras. Constatei que minha própria história tinha a forma de uma experiência existencial universal como aquela, a jornada de ida e volta de uma alma ao outro mundo, um drama espiritual — em uma base neurológica.

Em certo sentido, minha experiência fora religiosa — eu sem dúvida concebera a perna como exilada, abandonada por Deus, quando ela estava "perdida" e, quando recuperada, recuperada de um modo transcendental. Igualmente, fora uma experiência científica e cognitiva absorvente — mas transcendera os limites da ciência e da cognição. Julguei provável que isso viesse a ocasionar uma mudança permanente, que me inclinaria favoravelmente para a filosofia e a religião, sem atenuar minha paixão e meu rigor científicos. Eu vi, eu antevi, como essas coisas se reuniriam em mim.

Mais doze dias e tive alta de Caenwood, um convalescente exemplar considerado apto para o mundo. Eu adorara estar ali, e criei laços reais com outras pessoas; dizer adeus — *farewell* — foi uma experiência tocante, com ressonâncias de sua acepção original e adequada.* Fizéramos juntos uma jornada, durante um período breve mas intenso de nossa vida; partilháramos nossos sentimentos com rara intimidade e franqueza; e agora nos separávamos e seguíamos cada qual o seu caminho, desejando uns aos outros sucesso na jornada da vida.

Eu tivera muita alegria e muita paz em Caenwood, mas era um interlúdio na vida, portanto precisava ter fim. Minha perna ainda não estava funcionando perfeitamente, e eu sentia a necessidade de outra opinião — de algum ortopedista experiente que me visse com novos olhos e me desse conselhos para o futuro.

Telefonei ao dr. W. R., de Harley Street, que marcou uma consulta para mim no dia seguinte.

Apresentei-me esperançoso, mas sem expectativas específicas. Ele era um homem corado e afável, que imediatamente me deixou à vontade e me ouviu com atenção, fazendo de quando em quando uma pergunta perspicaz. Deu-me a impressão de estar interessado em *mim* — em mim como pessoa, tanto quanto como um problema; e me pareceu ter todo o tempo do mundo, embora eu soubesse que ele era um dos profissionais mais requisitados da Inglaterra. Ele ouviu, com perfeita concentração e cortesia, depois me examinou, rapidamente, mas com perícia, em detalhes.

Eis um mestre, pensei comigo; eu o ouvirei como ele me ouviu.

"Uma experiência e tanto, doutor Sacks", ele concluiu. "Já pensou em fazer dela um livro?"

Agitado e lisonjeado, eu disse que já havia pensado nisso, sim.

* A expressão inglesa para dizer adeus, *farewell*, significa "tenha sucesso", "passe bem". (N. T.)

"A alienação", ele prosseguiu, "é um fenômeno comum. Eu a encontro com freqüência em meus pacientes, e os alerto de antemão."

Ali estava mesmo um mestre, pensei. Será que as coisas teriam sido diferentes se *ele* tivesse sido meu cirurgião?

"No seu caso, evidentemente, a alienação foi pior, devido ao profundo déficit proprioceptivo. Ainda posso demonstrar isso, no joelho, embora não seja mais sintomático. Mas você poderá ter sintomas se forçar demais a perna. Terá de prestar atenção, por um ano, pelo menos.

"Agora, com relação ao seu andar, com relação ao seu joelho, você ainda anda como se estivesse engessado. Mantém a perna rígida, como se não tivesse joelho. E no entanto já tem quinze graus de flexão — não é muito, mas basta. Basta para andar normalmente se você *usá-lo*."

Assenti com a cabeça.

"Por que você anda como se não tivesse joelho? Em parte, é um hábito — era assim que você andava com o gesso — e em parte, na minha opinião, é porque você 'esqueceu' o joelho, e não consegue imaginar como é usá-lo."

"Eu sei", falei. "Também acho. Mas parece que não consigo usá-lo de um modo deliberado. Toda vez que tento, ele fica esquisito, eu tropeço."

Ele refletiu um pouco. "O que você gosta de fazer?", perguntou. "O que faz com naturalidade? Qual a sua atividade física preferida?"

"Nadar", respondi sem hesitação.

"Ótimo", ele falou. "Tive uma idéia." Ele esboçou um sorriso gaiato. "Acho que seu melhor programa é nadar um pouco. Você me dá licença um minuto? Preciso dar um telefonema."

Voltou dali a um minuto, o sorriso mais acentuado.

"Um táxi estará aqui em cinco minutos", ele disse. "Irá levá-lo a uma piscina. Vejo você no mesmo horário amanhã."

O táxi chegou e me levou a Seymour Hall Baths. Aluguei toalha e calção e avancei trêmulo até a borda da piscina. Um jovem salva-vidas estava por lá, refestelado no trampolim; ele me olhou de um jeito engraçado e perguntou: "E então, qual é o problema?".

"Me disseram que eu preciso nadar", falei. "O médico disse, mas estou incapacitado. Fiz uma cirurgia, e tenho um certo receio."

O salva-vidas se espichou devagar, languidamente, inclinou-se para mim com um jeito travesso e gritou de repente: "Vamos apostar corrida!", tirando minha bengala com a mão direita e me empurrando na piscina com a esquerda.

Eu estava na água, furioso, antes de perceber o que tinha acontecido — e então a impertinência, a provocação, fizeram efeito. Sou bom nadador — um nadador "nato" — e isso desde a infância — desde bebê, na verdade, pois meu pai, campeão de natação, nos iniciara na água aos seis meses, quando nadar é instintivo e não tem de ser aprendido. Eu me senti desafiado pelo salva-vidas. Pois ele iria ver só. Provocativamente, ele se conservava apenas um pouco à minha frente, mas mantive um crawl veloz por quatro chegadas olímpicas, e só parei quando ele berrou "Chega!".

Saí da piscina — e descobri que estava andando normalmente. O joelho agora estava funcionando, "voltara" completamente.

Quando vi o dr. W. R. no dia seguinte, ele deu uma gargalhada e comentou: "Ótimo!".

Quis saber os detalhes, eu contei, e ele riu ainda mais.

"Excelente rapaz!", ele disse. "Ele trabalha direitinho."

Percebi então que toda a cena, o cenário, fora obra *dele*, sugestão *dele* — que ele *dissera* ao salva-vidas exatamente o que fazer. E desatei a rir também.

"É uma coisa incrível", ele disse. "Parece que funciona sempre. O que a pessoa precisa é de espontaneidade, ser *induzida* com astúcia a agir. E, se quer saber" — ele falou de dedo em riste —, "com um cachorro é a mesma coisa!"

"Cachorro?", repeti, piscando com cara de bobo.

"Sim, cachorro", ele repetiu. "Aconteceu lá em casa — minha yorkshire, um amor de cadelinha, quebrou aquele tiquinho de perna. Tratei dela, ela ficou perfeitamente curada, mas só andava com três pernas — vivia poupando a perna quebrada, tinha esquecido como usá-la. Isso continuou por dois meses. Ela *não queria* andar normalmente. Por isso eu a levei a Bognor, e entrei no mar, levando aquela bobinha comigo. Levei-a o mais longe que pude, e então a joguei na água e deixei que ela nadasse para a praia. Ela nadou com pernadas simétricas e fortes, e então saiu correndo pela praia *nas quatro patas*. A mesma terapia nos dois casos — imprevisibilidade, espontaneidade, evocando de algum modo uma ação natural."

Fiquei encantado com essa história, e com o dr. W. R. em geral. Agradou-me sobremaneira ser comparado a um cão — eu preferia isso, de longe, a ser chamado de "único". E a história lançou um pouco de luz sobre a natureza elementar da alma e do movimento animal, e sobre espontaneidade, musicalidade, animação.

Espontaneidade! Era isso! Mas como se pode planejar a espontaneidade? É quase uma contradição de termos. Espontaneidade, diversão, estava comicamente claro, compunham o cerne da teoria e da prática terapêutica do dr. W. R. — descobrir alguma atividade que fosse natural e significativa, uma expressão de uma vontade que encontrava prazer em si mesma — "*condelectari sibi*", nas palavras de Duns Scot. "O que você gosta de fazer?", ele tinha dito. "O que lhe dá prazer?" A terapia de W. R. era essencialmente "scotiana" — e ele chegara, intuitivamente, à concepção de que toda função está embutida na ação, e que agir, portanto, é a chave de toda terapia — seja ela divertida, séria, impulsiva, espontânea, musical, teatral, contanto que seja ação.

No dia seguinte fui à piscina mais próxima de casa, em Kilburn — a piscina onde meu pai me pusera, quarenta anos antes —, e pratiquei um delicioso nado scotiano, tão prazeroso que eu poderia ficar ali nadando para sempre — pois na atividade em que há deleite, em contraste com aquela em que há trabalho árduo, não há esforço, nem exaustão, apenas prazer e repouso. Quando finalmente saí da piscina, não esgotado mas revigorado, vi o ônibus que eu queria virando a esquina. Sem pensar, apenas reagindo, saí correndo atrás dele, alcancei-o, pulei para dentro e subi ligeiro a escada. E lá estavam mais duas vitórias para Scot — eu não sabia até então que era capaz de correr nem de pular, e se houvesse tentado, deliberadamente, teria fracassado. De fato, ainda naquela manhã eu dissera pesaroso a mim mesmo: "Você pode andar, meu caro, mas correr e pular, nunca mais".

Na noite de sexta-feira, saí, profanamente, e fui ao salão de dança de Cricklewood. Observei encantado o pessoal dançando — em contraste com minha amargura cinco semanas antes, quando virei as costas com ódio para os jovens jogadores em Highgate. Senti uma coceira, um impulso de dançar também, mas não teria ousado — eu, um homem de meia-idade, mal saído de um gesso — se um grupo de dançarinos não agarrasse meu braço e não me forçasse alegremente a acompanhar seu ritmo. Não tive de pensar. Não tive de tomar decisão, fui apanhado na movimentação alegre, na vontade natural — *ut natura* — antes de me dar conta do que acontecia.

Dormi até tarde na manhã seguinte; só acordei quando meu irmão entrou dizendo: "Tome, é uma carta de seu amigo, professor Luria, de Moscou".

Peguei a carta, trêmulo de ansiedade. Fazia várias semanas que eu escrevera a Luria, julgando que ele, e só ele, compreenderia o que eu escrevi. Fiquei receoso quando semanas se passaram sem resposta, pois ele sempre respondera prontamente das outras vezes em que eu lhe escrevera (mas o atraso foi benigno: ele estivera em sua *dacha* de verão). O que ele diria? Com certeza, diria o que estava sentindo. Era incapaz de dissimulação, assim como era incapaz de grosseria. Será que diria, delicadamente, que eu estivera histérico, louco? Rasguei logo o envelope, com medo de meus pensamentos.

Sim, sim, ele acreditava em mim! Acreditava no que eu estava dizendo — e achava "importantíssimo". Achava minhas observações surpreendentes, mas essencialmente coerentes — com a unidade que seria de esperar, dada a unidade funcional do organismo. Achava que eu estava realmente "descobrindo um novo campo" e que era vital que eu contasse minha história.

Ah, que carta! A mais bela, compreensiva e generosa carta do mundo! Uma carta de saudação — e profunda afirmação. Inebriado de felicidade, surpreendi-me caminhando na direção de Heath. Na minha infância, Hampstead Heath fora meu playground e minha terra de sonhos — o lugar favorito de todas as minhas fantasias e brincadeiras de menino. Na adolescência e na idade adulta, tornei a me apaixonar pelo local. Ali, já mais comedido, eu andava e conversava com amigos, sem noção do tempo, o dia todo. Mais importante, talvez, Hampstead Heath foi mais tarde a cena de longas perambulações meditativas, quando as fantasias do menino se tornaram os sonhos e as teorias científicas do moço.

Caminhei até Parliament Hill, um dos pontos mais elevados, com belas vistas em todas as direções. Pensei em tudo o que se passara nas nove semanas anteriores — a imensa aventura, agora chegando ao fim. Eu vira profundezas e alturas não vistas comumente. Residira nelas, e as explorara, os limites extremos da experiência. Agora, em certo sentido, eu voltaria a pôr os pés na terra, levaria uma vida mais normal e corriqueira, sem os extremos e epifanias dramáticas das semanas anteriores. Senti isso como uma perda. Minha aventura estava terminando. Mas eu sabia que algo de grande significado havia acontecido, que deixaria sua marca, e me alteraria, decisivamente, dali por diante. Toda uma vida, todo um universo, fora comprimido naquelas semanas: uma densidade de experiência que não é dada à maioria dos homens, nem é desejada por eles, mas que, tendo acontecido, haveria de me remodelar e me dirigir.

"Lamento que isso tenha acontecido com você", escreveu Luria, "mas se uma coisa dessas acontece, só resta compreendê-la, e usá-la. Talvez fosse seu destino ter essa experiência; certamente é seu dever agora compreender e explorar [...] Realmente você está abrindo e descobrindo um novo campo."

7
COMPREENDENDO

A verdade das coisas é, afinal de contas, sua totalidade viva, e um dia, de um ponto de vista mais vantajoso do que foi possível a qualquer um de uma geração [*precedente*], *nossos descendentes, enriquecidos com o espólio de todas as nossas investigações analíticas, por fim acharão tempo para esse jeito superior e mais simples de examinar a natureza.*

William James

O pensamento cessou e o pesquisador descansou durante as felizes semanas de convalesçença. Recuperei-me dia a dia. Fui ativo. Deleitei-me no mundo — em uma situação já não problemática.

Mas a noção da problemática — do problema, dos muitos problemas que eu tinha pela frente — foi apenas postergada, e eu a tinha precisamente em foco ao receber a carta de Luria. Se o cirurgião me dissera "Sacks, você é um caso único: nunca ouvi nada parecido com isso de um paciente antes", Luria agora escrevia: "Sua carta confere unidade ao que tenho ouvido em fragmentos nos últimos cinqüenta anos. [...]". Por que tais experiências se apresentavam tão raramente, ele se perguntava, e qual poderia ser a base de uma experiência assim? "O corpo é uma unidade de ações, e se uma parte do corpo é separada da ação, ela se torna 'alheia' e não é sentida como parte do corpo." Isso estava bem descrito, disse Luria, no contexto de lesões cerebrais, especialmente quando afetavam o hemisfério direito do cérebro, no lobo sensitivo (ou parietal). Ele deu como exemplo a síndrome de Pötzl, na qual, em decorrência de um derrame ou de um tumor, a metade esquerda do corpo, ou parte dela, era ignorada, ou sentida como alheia e irreal. Este, de fato, fora meu primeiro pensamento: eu devia ter sofrido um derrame sob anestesia. Mais tais síndromes nunca foram descritas como conseqüência de um distúrbio ou lesão *periférica*.

Mesmo assim, afirmou Luria, podíamos esperar esses fenômenos negativos — alienação, desrealização, indiferença, inatenção — com origem periférica, pois "o organismo é um sistema unitário" e, como tal, poderia apresentar um colapso do sistema independentemente de o distúrbio original ser central ou periférico. Mas os médicos — cirurgiões, neurologistas — podem não ser "receptivos" a tais queixas de seus pacientes, e estes por sua vez poderiam ter dificuldade para comunicar seus sentimentos: o paciente poderia não falar, o médico poderia não ouvir. Assim, talvez fosse preciso um paciente incomum — talvez um paciente que fosse, ele próprio, médico, e neuropsicólogo — para trazer à luz todo o caráter do distúrbio experiencial.

A carta de Luria deu-me incentivo e apoio cruciais, como as muitas outras cartas que ele depois me escreveu, e reforçou a decisão que eu tomara no hospital de iniciar um estudo de toda aquela questão. Enquanto eu estava no hospital era um paciente, perplexo, com medo, lutando para me conformar com uma atribulação pessoal. Agora eu poderia me tornar médico e pesquisador. Eu era neurologista em muitos hospitais, e tinha sob meus cuidados centenas de pacientes neurológicos com os mais variados distúrbios e doenças. Faria um cuidadoso estudo daqueles pacientes — investigações clínicas baseadas em diálogo e exame físico, e investigações fisiológicas baseadas em um arsenal de técnicas eletrofisiológicas: estudos dos potenciais elétricos em nervos e músculos com lesão (ou inativos por outra causa), e dos chamados "potenciais evocados" na medula espinhal e no cérebro, em particular no córtex sômato-sensitivo, a "estação terminal" do cérebro, onde a atividade neural era organizada para formar a "imagem corporal" objetiva.

Não tivesse eu sofrido a lesão e passado pela experiência, creio que não teria iniciado uma investigação desse tipo. Meus interesses anteriores voltavam-se para direções bem diferentes — enxaqueca, parkinsonismo, síndromes pós-encefalíticas, síndrome de Tourette. Talvez eu não houvesse me interessado pelos distúrbios da imagem corporal se eu mesmo não tivesse sofrido um distúrbio assim na forma mais intensa. Mas, tendo sofrido o distúrbio — e tendo sido totalmente incompreendido —, interessei-me apaixonadamente por descobrir a verdade da questão — estabelecer por meio de estudos clínicos e fisiológicos o que de fato ocorre, e chegar, se possível, a uma compreensão fundamental do problema. Pois esse não era, como dissera Luria, "um campo inteiramente novo"?

E se minha própria experiência serviu de incentivo, serviria também como uma qualificação muito especial para a tarefa. Pois, ao contrário de meu médico, e da classe "veterinária" em geral (como Luria a chamou), eu agora podia acolher totalmente as experiências de meus pacientes, entrar em imaginação em suas experiências e ser acessível e "receptivo" naquelas regiões tenebrosas. Eu ouviria meus pacientes como nunca antes — suas gaguejantes, mal articuladas comunicações enquanto eles faziam a jornada por uma região que eu conhecia tão bem.

Eu não sabia, na época, se tinha algum predecessor naquela área — e só anos mais tarde os descobri. Descrevi essa situação singular em um artigo publicado na *London Review of Books*:

> Só fui tomar conhecimento de relatos semelhantes ao meu mais de três anos depois do acidente. Então, em rápida sucessão, descobri três relatos afins: o de Weir Mitchell, baseado em suas experiências na Guerra Civil Americana, o de Babinski — todo um livro —, escrito durante a Primeira Guerra Mundial, e o de Leont'ev e Zaporozhets, baseado em suas experiências com duzentos soldados na Segunda Guerra Mundial. [...] Embora todos esses autores fossem de grande renome e suas publicações da máxima importân-

cia, eu nunca encontrara ninguém que tivesse ouvido falar dessas obras, muito menos que as tivesse lido — e esse estranho esquecimento se estende aos próprios autores. Weir Mitchell "esqueceu" seu "fantasma negativo", Babinski "esqueceu" sua "*síndrome fisiopática*"* e Luria "esqueceu" o trabalho de Leont'ev — muito embora o trabalho fosse inspirado nele, e mesmo dedicado a ele.

O caso de Weir Mitchell é particularmente interessante. Quando era um jovem neurologista e trabalhava com amputados na Guerra Civil, Mitchell publicou uma "ficção clínica" intitulada *The case of George Dedlow*. Era um relato de caso imaginário, e esplendidamente imaginativo, de um médico que sofrera amputação de todos os membros. Seu médico-paciente fictício, George Dedlow, escreve:

> Descobri para meu horror que às vezes eu estava menos cônscio de mim mesmo, de minha existência, do que costumava ser. A sensação era tão inusitada que me deixava perplexo. [...] Sabendo muito bem como eu poderia parecer absurdo, abstive-me de falar do meu caso, e me empenhei mais arduamente em analisar meus sentimentos. [...] Era, na melhor descrição que me é possível, uma deficiência no sentimento egotista de individualidade.

Dedlow vai além e atribui esses sentimentos, profundas e específicas deficiências no que hoje chamamos imagem corporal e ego corporal, ao "eterno silêncio [...] dos grandes gânglios que servem os membros". É interessante que Weir Mitchell tenha publicado esse texto como uma "ficção clínica" antes de se aventurar em suas célebres descrições médicas de fantasmas. Talvez

* Babinski falou, nesse contexto, de um "terceiro reino" — nem histérico nem "orgânico" no sentido clássico (neuroanatômico), e sim decorrente de choque e disseminação da inibição de mecanismos espinhais e periféricos, um profundo distúrbio fisiológico pós-traumático. Minha "fisiopatia" enquadrava-se, ao que parecia, nesse "terceiro reino".

ele achasse que o público, leitores imaginativos, poderia refletir sobre questões que seus colegas rejeitariam como fantasiosas.

Ao longo dos anos, estudei cerca de quatrocentos pacientes, complementando o diálogo e o exame clínico, quando possível, com a filmagem dos pacientes e com estudos eletrofisiológicos. Uma paciente, um caso típico, era uma senhora idosa com a perna esquerda flácida e paralisada. À primeira vista, julguei que ela tivera um derrame; mas, descobri depois, ela sofrera uma complexa fratura no quadril, que exigira não só uma cirurgia mas também uma longa imobilização com gesso. Ela não recuperara o uso nem a sensação da perna, embora três anos houvessem decorrido depois da operação. Não havia lesão anatômica no nervo, e eram normais as velocidades de condução nos nervos; mas os músculos estavam totalmente atônicos e apresentavam "silêncio elétrico" total — ausência de inervação funcional ou postural. Ela sentia que a perna "não estava lá". Os estudos do potencial evocado no córtex sensitivo, em correspondência, nada diziam, o que indicava a ausência de informação neural objetiva da perna — um hiato objetivo da imagem corporal. Embora não fossem possíveis movimentos deliberados, algumas vezes ocorrera movimento espontâneo ou involuntário, quando ela batera o pé acompanhando música. Isso indicava a possibilidade de musicoterapia — a fisioterapia usual não surtira efeito. Com o uso de apoios (andador etc.) conseguimos gradualmente que ela dançasse, e por fim obtivemos uma recuperação praticamente completa da perna, que estivera morta por três anos.

Estudei quase cinqüenta pacientes com neuropatias periféricas severas — deficiência sensitiva (e às vezes motora) severa nas mãos e nos pés, geralmente decorrente de diabetes. Todos esses pacientes sentiam que suas mãos e seus pés estavam ausentes ou que eram objetos alienígenas espetados nos tocos de braços e pernas. Também nesses casos os estudos de potencial evocado mostraram severa deficiência ou ausência de informação perceptiva e representação nas áreas correspondentes do córtex sensitivo, e perda objetivamente demonstrável da imagem da mão e do pé.

Duzentos pacientes tinham lesões, doença ou anestesia na medula espinhal. Muitos desses pacientes, encorajados a falar com franqueza — o que não ocorre com freqüência na prática neurológica usual —, fizeram descrições bizarras de seu estado. Alguns, com o pescoço fraturado — como um paciente descrito por Henry Head (*Studies in neurology*, p. 529), sentiam que consistiam "apenas em cabeça e ombros". Essas catastróficas perdas de imagem corporal eram facilmente confirmadas por estudos de potencial evocado.

Examinei dezenas de pacientes com amputações de um ou mais membros, que apresentavam fantasmas positivos, fantasmas negativos ou ambos. Também nesses casos os distúrbios ou deficiências de imagem corporal, alguns dos quais bizarros e aterradores, encontraram correlação objetiva com distúrbios de recepção e representação no córtex.

Essas numerosas observações e investigações ao longo dos anos forneceram uma resposta decisiva à primeira de minhas questões: distúrbios severos de imagem corporal e do ego corporal ocorrem em conseqüência de lesão, doença ou distúrbio periférico? A resposta foi um retumbante "Sim". Tais distúrbios eram de fato, como pensava Luria, muito comuns — comuns e, na realidade, quase inevitáveis, talvez universais, se houvesse uma interrupção suficiente da sensação ou ação periférica.

Adicionalmente, as observações e investigações sugeriram uma resposta à outra metade da questão: se tais distúrbios são de fato comuns, por que não são mais comumente descritos? Permitindo a meus pacientes que falassem livremente tudo o que tinham a dizer, sem estar limitado por nenhum catecismo neurológico, recebi, vezes sem conta, descrições de uma intensidade emocional e existencial nunca, ou raramente, encontrada na literatura neurológica. Todo paciente com severo distúrbio da imagem corporal apresentava um distúrbio igualmente severo do ego corporal. Cada um desses pacientes, ficou sempre mais claro, passa por uma profunda experiência ontológica, com dissoluções ou aniquilações do ser, nas partes afetadas, associadas a desrealização e alienação elementares, e uma igualmente elementar ansiedade e horror. Elas são seguidas, se eles felizmente se recuperarem, por um senso igualmente elementar de "re-realização" e alegria. Cada uma dessas experiências é, usando aqui o termo medieval, um *experimentum suitatis* (um experimento com o self) — uma alteração elementar da identidade ou "senso de si" com um fundamento neurológico, orgânico, perfeitamente definido. Em que grau a neurologia, uma disciplina empírica, estava equipada para levar em consideração essas mudanças radicais na realidade ou identidade? Em que medida podia permitir que essas experiências fossem comunicadas?

A neurologia clássica baseia-se no conceito de função — função sensitiva, função motora, função intelectual etc. Seu expoente mais ilustre na Inglaterra foi Sir Henry Head (1861-1940). Entre os muitos interesses de Head estava uma permanente preocupação com a natureza da sensação, e nesse campo ele foi um audaz pioneiro. Algumas de suas primeiras observações vieram de experimentos em si mesmo. Nelas ele descreveu minuciosamente os efeitos de cortar um nervo sensitivo em seu próprio braço. Seu conceito culminante oriundo de seus estudos da sensação foi a noção de um *esquema*, ou imagem corporal, no cérebro, pelo qual o corpo poderia "conhecer" e controlar seus próprios movimentos. As observações de Head, no decorrer de aproximadamente vinte anos, foram reunidas em sua grande obra *Studies in neurology* (1920). Mas vejamos como ele descreve o distúrbio sensitivo intenso:

> O paciente era inteiramente incapaz de reconhecer a posição em que seus membros inferiores haviam sido colocados passivamente. Movimentos amplos podiam ser feitos com seus tornozelos, joelhos e quadris sem que ele se desse conta disso. Se ele tivesse os olhos fechados, as pernas podiam ser movidas da posição estendida em qualquer direção, e os joelhos flexionados em quarenta graus, e ele ainda assim imaginava que as pernas estavam esticadas à sua frente na cama. Quando lhe permitiam abrir os olhos, sua expressão de surpresa testemunhava com eloqüência quanto ele errara.

Eis uma bela descrição. Para mim, ela recorda precisamente o que aconteceu quando pedi à enfermeira Sulu que movesse minha perna. É absolutamente correta — mas é suficiente?

Tive uma paciente exatamente com a mesma patologia: a metástase de um tumor maligno envolvendo vários nervos sensitivos espinhais, associada também ao colapso de algumas vértebras. Mas sua experiência foi muito mais estranha, e mais espantosa e chocante. "Minha coxa desapareceu!", ela disse. "Isso mesmo." Os termos que Head emprega, que são os termos da neurologia clássica, são perfeitamente adequados para descrever uma profunda perda de função, mas não conseguem descrever um "desaparecimento" como esse, pois não se trata apenas de uma perda de função. Ele pode decorrer de uma perda de função mas é, em si, muito mais.

Enquanto Head se limita a testar a função, e a falar nesses termos, algo vital, algo extraordinário, escapa às suas descrições. Mas quando ele esquece sua linguagem neurológica por um momento e se limita a reproduzir as palavras que seus pacientes realmente disseram, nessas ocasiões (que foram poucas), algo infinitamente mais espantoso emerge. Assim, lemos (p. 412) sobre o paciente que se queixou de que sua "perna direita dava a sensação exata de ser uma perna de cortiça", ou sobre o tenente W. (p. 529), que sofreu um acidente de avião e percebeu que sofrera uma lesão na espinha porque "sentia que tinha só cabeça e ombros". Não podemos dizer que Head não demonstrava interesse pessoal por seus pacientes. Meu pai, que foi médico residente sob a orientação de Head há 65 anos, disse-me que ele "tinha enorme curiosidade e compreensão" e que era fascinado pelas estranhas experiências que seus pacientes lhe descreviam. Mas, como *neurologista*, ele apaga essas experiências, e só as deixa vir à tona muito raramente e por acidente. Nunca lhes dá uma ênfase ou importância central. E isso parece ocorrer com a neurologia clássica em geral — no afã de estabelecer uma rigorosa ciência da função, ela tem de excluir toda observação fora do reino da função. Quando se descuida, por assim dizer, pode deixar tais observações virem à tona, e ser fiel e transparente às experiências dos pacientes; mas assim que retoma seu rigor empírico, torna-se opaca.

Paradoxalmente, foi apenas em sua aurora pré-científica, antes de estar demasiado confinada por seus próprios conceitos, que a neurologia esteve aberta a todas as singularidades da experiência. Assim, na Guerra Civil Americana da década de 1860, Weir Mitchell foi receptivo à idéia de membros fantasmas e às dissoluções existenciais tão vividamente descritas por "George Dedlow". Weir Mitchell registra esses sintomas em dezenas de pacientes. Mas na virada do século tais descrições haviam se tornado raríssimas. A neurologia não tinha lugar para nada que fosse existencial.

Enquanto a neurologia clássica conservava, como até hoje conserva, todos os seus usos e era indispensável para o estudo de funções "inferiores", foi se tornando gradualmente mais claro que uma nova abordagem, uma nova ciência, era necessária. Essa necessidade tornou-se crítica na Segunda Guerra Mundial. A nova ciência da neuropsicologia, prefigurada na década de 1930, entrou na maturidade na Rússia Soviética, e foi especialmente uma criação dos Luria (R. A. e A. R., pai e filho), e de Leont'ev, Bernstein e outros. Na Primeira Guerra Mundial pouco se podia fazer, ou foi feito, para reabilitar pacientes com lesões neurológicas. Prescreviam-lhes fisioterapia, na esperança de que o tempo e a natureza os ajudassem. Foi a demanda por uma "neuroterapia" racional na Segunda Guerra Mundial que trouxe à luz a neuropsicologia e deu origem a conceitos que transcendiam o de função. Constatou-se que os pacientes que haviam sofrido lesão no cérebro ou outros tipos de lesão neurológica apresentavam dificuldades singulares na ação. A neuropsicologia visava ser uma ciência do fazer, e seu conceito central não era o de função, mas o de "sistema funcional" e "desempenho".

A neurologia clássica era essencialmente estática: seu modelo tinha centros e funções fixas. A neuropsicologia, por outro lado, é essencialmente dinâmica: vê incontáveis sistemas em contínua interação e influência mútua. "O organismo é um sistema unitário", escreveu Luria, e esse é o credo da neuropsicologia. O quadro que emerge é o de uma máquina magnífica, autoreguladora, dinâmica, e seu maior teórico, Bernstein, foi o verdadeiro fundador da cibernética, quinze anos antes de Norbert Wiener.

Nessa grande máquina existem "programas", "engramas", "imagens internas", "esquemas" — modos de fazer as coisas, procedimentos, que são analisáveis e, em certa medida, manipuláveis. Onde a neurologia clássica, acentuadamente impotente, vê "redução de função", a neuropsicologia, mais construtivamente, identifica o sistema afetado, ou a interação de sistemas, e tenta a reabilitação desenvolvendo um novo sistema, ou sistema de sistemas, possibilitado pela "liberdade", ou plasticidade, do sistema nervoso. Os poderes teóricos e práticos assim introduzidos são imensos. E no entanto, por incrível que pareça, isso não é percebido no Ocidente.

Um livro revolucionário, que mencionei brevemente, é *The rehabilitation of the hand*, de Leont'ev e Zaporozhets. Nenhum colega que conheço o leu, embora uma tradução inglesa tenha sido publicada em 1948. O livro descreve uma síndrome, análoga à minha, em duzentos soldados que tiveram mãos feridas e restauradas cirurgicamente. Apesar da integridade anatômica e neural, ao menos na definição da neurologia clássica, em todos os casos ocorreu intenso sofrimento e incapacidade. As mãos restauradas eram inúteis, e pareciam "alheias" a seus possuidores, como objetos ou "mãos falsificadas" coladas em seus pulsos. Leont'ev e Zaporozhets falam aqui de "amputação interna" decorrente de uma "dissociação de sistemas gnósticos" que normalmente controlam e afirmam as mãos, em conseqüência de sua inativação por lesão e cirurgia. O objetivo da terapia, portanto, é ocasionar uma reintegração dos sistemas gnósticos que "se separaram". Como isso é feito? *Usando as mãos.* Mas isso não pode ser feito de maneira direta nem deliberada. (Se pudesse, a dissociação não teria ocorrido.) Os comandos para mover as mãos não têm sentido, não surtem efeito. É preciso uma espécie de truque — por exemplo, fazer o sujeito realizar alguma atividade complexa da qual, inadvertidamente, a mão participe. A parte alienada, por assim dizer, é ludibriada para agir quando é tornada parte, quando participa, de uma atividade complexa. No momento em que isso ocorre — e em geral ocorre subitamente — desaparece a sensação de irrealidade e alienação, e a mão de repente é sentida como viva e real, não mais um apêndice, mas parte do self.

Tudo isso está ficando muito parecido com o que me aconteceu, com o que observo em meus pacientes e com o que tento obter. A verdade essencial contida nesses procedimentos neuropsicológicos é demonstrada pelo fato de que eles funcionam muito bem. E no entanto é preciso que nos perguntemos se esses conceitos são adequados, e se talvez os procedimentos funcionem porque transcendem os conceitos.

Assim como Head ocasionalmente se distrai e transcreve sem comentar as experiências de alguns pacientes — que suas pernas parecem ser de cortiça, ou que eles consistem apenas em cabeça e ombros —, também os trechos mais vívidos do livro de Leont'ev e Zaporozhets são transcrições de experiências reais — de mãos que dão a impressão de ser "alheias", "mortas", "irreais", "coladas". As análises, as formulações são muito menos convincentes. Há no livro uma singular duplicidade, disparidade: pois as formulações são mecânicas, analíticas, cibernéticas e se expressam inteiramente com base em "sistemas", ao passo que as experiências e as ações dos pacientes descritas têm por base um ego, um self. Se uma mão é "alheia", é alheia a *você*; se algo é feito, é *você* quem está fazendo. Mas o "você" ou o "eu" que está por toda parte implícito é formalmente, explicitamente, negado ou desautorizado. Daí a singular duplicidade de pensamento do livro, a singular duplicidade de pensamento da neuropsicologia em geral.

"O organismo é um sistema unitário", mas o que é um sistema para um self vivo real? A neuropsicologia fala de "imagens internas", "esquemas", "programas" etc., mas os pacientes falam de "experimentar", "sentir", "tencionar" e "agir". A neuropsicologia é dinâmica, mas ainda é esquemática, ao passo que as criaturas vivas, no todo, têm um self — e são livres. Isso não equivale a negar que há sistemas envolvidos, e sim a dizer que os sistemas estão embutidos no self e que o self transcende esses sistemas.

A neuropsicologia, como a neurologia clássica, visa ser totalmente objetiva, e sua grande força, seus avanços provêm justamente disso. Mas uma criatura viva, e especialmente um ser humano, é em seu todo *ativa* — um sujeito, não um objeto. É precisamente o sujeito, o "eu" vivo, que está sendo excluído. A neuropsicologia é admirável, mas exclui a *psique* — exclui o "eu" vivo, ativo, que tem experiências. Não há dúvida de que o próprio Luria sentia isso — intensamente —, o que se evidenciou em toda a sua obra, mas particularmente nos textos dos anos mais recentes. Ele se sentiu compelido, como me disse certa vez numa carta, a escrever dois tipos de livro — os "sistemáticos" (como *Higher cortical functions in man*) e os que ele gostava de chamar de biografias ou novelas neurológicas, centradas no "eu" que sofre e age (*The man with a shattered world*, *The mind of a mnemonist*). Seus trabalhos iniciais são inteiramente objetivos, mas em seus derradeiros anos, sem prejuízo da objetividade ou da exatidão, ele introduziu o assunto cada vez mais — no centro. E julgava que isso era absolutamente essencial, que era preciso entrar totalmente na experiência real do paciente, e ir além da abordagem puramente "veterinária".

Vimos que experiências como as que tive são comuns, e até mesmo universais, dado um grau crítico de distúrbio da percepção ou do "campo aferente". Vimos, ademais, que o caráter objetivo e empírico da neurologia impossibilita considerações do sujeito, do "eu". Algo tem de acontecer, algo muito radical, para que essa contradição, esse impasse, seja evitada. Além disso, chegou a hora de dar esse próximo passo. A neurologia clássica está consolidada — consolidou-se na década de 1920 — e sempre terá uma importância permanente. A neuropsicologia está consolidada — consolidou-se na década de 1950 — e sempre terá uma importância permanente. O que precisamos agora, e precisamos para o futuro, é de uma neurologia do self, da identidade.

Há inúmeras indicações de que a hora é esta. Uma crise germinou na neurologia cerebral, especialmente nos últimos quinze anos. O livro *Higher cortical functions*, de Luria, originalmente publicado em 1960, aborda com abrangência os sistemas funcionais do hemisfério cerebral esquerdo, mas praticamente deixa de lado o direito. O método das funções corticais superiores não funciona com o hemisfério direito. Existem mil trabalhos escritos sobre o hemisfério esquerdo para cada texto sobre o direito, e no entanto perturbações e distúrbios ocorrem igualmente em ambos. Mas as síndromes do hemisfério direito, como a de Pötzl, são excepcionalmente estranhas, e caracteristicamente assumem a forma de alterações de identidade. Tais alterações não são analisáveis como perturbações de função ou sistema — têm de ser vistas como perturbação do self. Cada vez mais existe a noção de nossa limitação e necessidade.

Essa crise da década de 1980 lembra, curiosamente, outra crise ocorrida há duzentos anos. A filosofia empírica, na qual nossa ciência empírica se espelha, atingiu o apogeu com Hume. Pois Hume, ao pressioná-la até o limite, forçou-a, e a si mesmo, a uma profunda contradição.

> Ouso afirmar [...] que nada somos além de um feixe ou coleção de diferentes percepções, sucedendo-se umas às outras com inconcebível rapidez, em um perpétuo fluxo e movimento.

Em conseqüência, Hume foi impelido a concluir que a "identidade pessoal" é uma ficção. Mas essa conclusão conflitava com todos os seus sentimentos mais profundos: ele a chamou de "quimera", e ela o levou ao "desespero filosófico".

Esse desespero, esse impasse, foi resolvido em 1781, quando Kant publicou *Crítica da razão pura*. E meu desespero, meu impasse, resolveu-se quando li *Crítica da razão pura*. Eu tivera uma experiência do "self" que não podia negar, mas a neuropsicologia desautorizava um self, não tinha lugar para tal coisa. Essa crise impeliu-me para Kant. Ali encontrei o que a análise não podia me dar — o conceito de intuições sintéticas *a priori* que permitiam a experiência, organizavam-na e lhe davam sentido: as intuições *a priori* de espaço e tempo, que podiam estruturar a experiência e sustentar um ego ou self que tem experiências. Essas formulações me proporcionaram, ou assim creio, a base do que vim a denominar "ontologia clínica" ou "neurologia existencial" — uma neurologia do self, na dissolução e na criação.

A passagem crucial para mim na *Crítica* foi:

> O tempo nada mais é do que a forma do sentido interno, ou seja, da intuição de nós mesmos e de nossos estados internos. Não pode ser uma determinação de fenômenos externos; não está ligado à forma nem à posição, mas à relação de [...] nossos estados internos. [...] O espaço, como a forma pura de toda intuição externa, serve apenas de condição *a priori* do fenômeno externo. [...] O tempo é a condição imediata dos fenômenos internos (de nossas almas), e assim a condição mediata dos fenômenos externos.

A experiência normal, no pensamento kantiano, conjuga fenômeno externo e estados internos, conjuga intuições externas e internas, conjuga espaço e tempo. Mas o que me interessava especialmente, considerando minha experiência e minhas observações, era a possibilidade de uma experiência radicalmente deficiente, que podia não ter estados internos, fenômenos externos, ou ambos. Foram precisamente esses abalos radicais da experiência, pareceu-me, que constituíram a essência de minha própria experiência, e das experiências confusas que todos os meus pacientes descreveram. Tais experiências, ou colapsos elementares da experiência, foram ininteligíveis até serem iluminadas pelas formulações de Kant.

O escotoma, da perspectiva kantiana, era uma suprema extinção (ou "akantia") neuro-ontológica. Fisicamente, fisiologicamente, havia a ausência de impulso nervoso, imagem e campo; mas metafisicamente, ou ontologicamente, a ausência da razão, e de seus construtos, espaço e tempo. O estado de "fluter"* — como o delírio de imagens desconexas da perna que eu sofrera, ou a incoerência cinemática "destemporalizada" de uma aura de enxaqueca — parecia ser uma espécie de estado intermediário, no fazer ou desfazer a realidade, e, como tal, parecia consistir em

* Vibrações ou pulsações rápidas. (N. T.)

fenômenos externos desconexos destituídos de qualquer interioridade ou articulação no tempo. A música, em contraste, embora não tivesse nenhuma ligação com fenômenos externos, era o exato protótipo da interioridade, do ser interior, da alma.

E foi aqui, na música — o fluxo ininterrupto de estados internos, de tempo interno indivisível, interpenetrante, "bergsoniano" —, que a misteriosa natureza do *fazer* foi iluminada. Poderíamos dizer, paradoxalmente, que o proceder não poderia ser reduzido a "procedimentos", ou que o fazer não poderia ser reduzido a uma seqüência ou séries de "operações". Proceder ou fazer era essencialmente um fluxo, um fluxo articulado, um fluxo artístico, que tinha de estar vinculado à melodia. Sem esse fluxo vivo, essa melodia e emissão cinética, sem o ser que gerava o fluxo e a emissão, não podia absolutamente existir o fazer, nem o andar. Essa era a "resposta" para o *solvitur ambulando.*

A natureza radical e *viva* do agir e fazer, até mesmo dos movimentos mais simples, mais "animais", encontrava sua correspondência e confirmação no que ocorria se isso fosse removido: a radical extinção, o nada, o "estado morto" do escotoma. E no entanto, esses dois — o Ser e o Nada — pareciam singularmente, até comicamente, difíceis de compreender, pelo menos no diálogo "médico" prático. Daí o estranho impasse entre mim e os cirurgiões, quando falei sobre o assunto: "Isso não é problema nosso". "Então é problema de quem?" Pois é, de quem? E que espécie de problema era, esse problema da ação, do ser, e do nada? Era preciso vivenciar por dentro, na própria pessoa — o radical colapso da ação, o radical colapso da experiência, o radical colapso de suas categorias, espaço e tempo elementares —, para saber que espécie de problema era aquele. Era, muito simplesmente, um problema kantiano.

A extinção radical, a descriação que o escotoma implicava; a recriação radical de espaço e tempo que a recuperação implicava; a natureza radical, transcendental, de ambas — não podiam ser compreendidas por nada além de uma formulação kantiana. Não podiam ser entendidas pela neurologia clássica nem pela neuropsicologia, pois eram ciências empíricas pré-kantianas. A ciência necessária, se quiséssemos explorar toda a gama de experiências pelas quais os pacientes podiam passar, tinha de ser uma ciência transcendental, kantiana.

Foi a esse ponto que eu cheguei, e no qual concluí meu último livro, *Awakenings* (*Tempo de despertar*), na edição de 1983. E, embora o campo, os fenômenos, fossem tão diferentes, esse foi, esse é, o fim a que chego aqui.

No entanto, tudo isso que parece, de certo modo, tão paradoxal e tão difícil de entender é a coisa mais simples e mais óbvia do mundo. Não é nada mais nada menos que descobrir, redescobrir, onde realmente estamos, o verdadeiro alicerce de nossa experiência. Kant escreveu: "[...] o *a priori* sintético tem a característica singular de possibilitar a própria experiência que é seu campo de prova, e nessa experiência ele deve sempre ser pressuposto". Assim, nesse sentido, chegar a Kant, e a uma ciência kantiana, teve, para mim, um caráter de nostalgia, de recordação, de retornar ao que, de algum modo, sempre havíamos sentido e conhecido. Assim, finalmente, a mente encontrou seu repouso e seu lar.

E eis que tenho a sensação de uma imensa jornada percorrida e concluída. Em Parliament Hill, no último dia de minha recuperação, tive uma sensação, uma intuição, de estranhos panoramas. Estendiam-se à frente no futuro inimaginável, e ao mesmo tempo pareciam estender-se para trás, a meus primeiros pensamentos e sentimentos. Assim, minha jornada me fez ao mesmo tempo avançar e retroceder — mas essa parece ser a natureza do pensamento, conduzir ao seu próprio ponto de partida, a morada atemporal da mente.

E o fim de toda a nossa exploração
Será chegar ao lugar de onde partíramos
E conhecer o lugar pela primeira vez.

Eliot

POSFÁCIO (1993)

Em janeiro de 1984 — eu acabara de concluir os originais de *Com uma perna só,* em incubação por tanto tempo — sofri outra queda: dessa vez, nada romanticamente, numa gelada sarjeta do Bronx, e não, como em 1974, fugindo de um touro nas montanhas. Dessa vez rompi o tendão do quadríceps *direito,* além de deslocar o ombro direito. Não houve então a longa espera pela morte numa montanha, nem uma longa jornada por terra e mar, e sim uma imediata cirurgia de emergência antes de decorridas duas horas do acidente.

Eu pedira, em 1974, que a operação fosse feita sob anestesia espinhal; tornei a pedir dessa vez, e fui atendido. Quando a anestesia fez efeito, perdi a sensibilidade nas pernas, na metade inferior do corpo; perdi toda noção de que minhas pernas e meus quadris, que eu podia observar num espelho sobre a mesa de cirurgia, eram, em algum sentido, "meus". Agora, em algum sentido fundamental, eu terminava no meio, e o que jazia na mesa, refletido no espelho, aquelas "pernas" e aqueles "quadris", por assim dizer, não eram *meus.* Minha metade inferior, digamos assim, fora totalmente amputada, não estava mais presente em minhas percepções, em meu sentido do self. Isso não quer dizer que era uma sensação de falta. Muito pelo contrário: eu não tinha nenhuma sensação de que algo estava "faltando"; tinha a sensação de totalidade, de uma totalidade ininterrupta, assim como eu estava. Era como se eu nunca houvesse *tido* pernas, quadris, nádegas ou metade inferior, como se toda aquela parte de mim fosse congenitamente ausente.

Essa experiência me fascinou em vez de amedrontar, pois era idêntica à alienação que eu vivenciara anos antes com a outra perna; e eu sabia também que as coisas voltariam ao normal quando passasse o efeito da anestesia. Ainda assim, essa antevisão era estranhamente tênue e teórica, pois naquele estado não conseguimos nos *imaginar* tendo de volta a nossa metade inferior, não conseguimos *lembrar* como é ser "inteiro". E a parte alienada de nosso corpo *não tem nenhum sentido*. A anestesia espinhal nos deixa nesse estado inimaginável — um estado apropriado, tive de pensar, para os leitores de *Com uma perna só*: que todos sejam submetidos a uma anestesia espinhal, e sob os efeitos dela leiam o livro; *então* eles terão a idéia exata do que eu estava dizendo!

A maioria dos adultos, com certeza, vivenciou alienações em várias ocasiões. Muitos já dormiram em cima de um braço, comprimindo os nervos e o suprimento de sangue, e ao se virarem na cama foram despertados pelo braço desnervado sendo jogado em seu rosto pelo movimento do tronco — um braço que, pavorosamente, não parece mais ser o seu, não parece mais ser coisa alguma, apenas um repugnante pedaço de carne.[1] A maioria dos adultos sabe como é tomar uma injeção de anestésico local no dentista, sentir que parte da boca ou da língua desaparece ou, inversamente, parece inchada e deformada. E, evidentemente, inúmeras mulheres deram à luz com anestesia espinhal — hoje em dia se usa a forma epidural, mais branda, mas antigamente ministrava-se uma espi-

---

[1] A importância de vivenciar tais perturbações da imagem corporal e alienações — e de tentar entendê-las e comunicá-las — está começando a ser percebida no ensino da medicina. O dr. Roger Carpenter, por exemplo, escreveu-me recentemente:

> Aqui em Cambridge rotineiramente damos uma aula a todos os nossos alunos da pré-clínica na qual eles inflam um manguito ao redor do braço e registram a conseqüente perda de sensibilidade e potência motora. A razão declarada disso é, obviamente, a prática de testes neurológicos simples; mas um benefício oculto é eles aprenderem como é ser um paciente, lidar com um estado de coisas interno que eles nunca vivenciaram antes, e tentar comunicar suas percepções anormais a outra pessoa. E quase todos eles relatam, com certa surpresa, como começam a sentir-se alienados de seu braço, deixando de percebê-lo subjetivamente como parte de si mesmos, e percebendo-o objetivamente como um apêndice repulsivo pelo qual eles não são responsáveis. Talvez essa experiência devesse ser um componente obrigatório da instrução de todo médico!

nhal total, e isso causava drásticas alterações na imagem corporal, a sensação de que a pessoa terminava na região do umbigo e de que tudo dali para baixo era de pedra ou de cera, irreal, não vivo, em nenhum sentido parte do corpo vivo.

Anos antes, na Sala de Gesso, quando pela primeira vez foi tirado o gesso de minha perna esquerda alienada, eu a vi "primorosa, sem vida, como um extraordinário modelo de cera num museu de anatomia", e era assim que minhas duas pernas me pareciam agora, refletidas no espelho sobre a mesa de cirurgia. Observei a operação com uma espécie de prazer estético e uma sensação de total desprendimento e desapego; não era *minha* perna que estava sendo operada, e sim uma espécie de duplicata que nada tinha a ver comigo.

Com a perna direita não houve a enorme contusão e o edema presentes na primeira lesão; não houve nenhum sinal de grande lesão no nervo femoral. A cirurgia foi em todos os aspectos mais fácil e direta, e não mais de duas horas decorreram entre o primeiro e o último ponto. Além disso, puseram-me um gesso que me permitia andar, e fui instruído a ficar em pé e andar apoiado naquela perna já no dia seguinte. Isso foi um contraste marcante com os quinze dias que passei imobilizado depois da primeira cirurgia, o limbo de quinze dias que passei na cadeira de rodas ou na cama.

No dia seguinte me levantei, agarrei-me no andador e dei mesmo alguns passos, com o gesso suportando todo o meu peso. Meia dúzia de passos débeis, e foi só — mas bastou para me mostrar que a pavorosa sensação de dez anos antes não tornara a aparecer. Eu estava terrivelmente fraco, mas sabia como andar; tinha a sensação de que a perna era parte de mim, não havia sinal de alienação. Era fácil agora, de volta à cama, trabalhar com a perna, retesar o quadríceps, recuperar o músculo; era fácil, em pé e apoiado na perna sã, balançar a perna operada na altura do quadril, de um lado para outro, mantendo todos os músculos com um tônus adequado. A fisioterapeuta me encorajava, e ficava toda contente com meu progresso. "Você é dos bons", comentou. "Não teve nenhum problema."

"Que tipo de problema?", perguntei. "Quem são os ruins?"

"Ah, você não acreditaria", ela respondeu, "nas coisas que acontecem... Alguns dos operados do quadríceps dizem que não conseguem sentir a perna, que ela não lhes pertence, que não conseguem movimentá-la, que esqueceram como usá-la. Você não acreditaria!", ela repetiu enfaticamente.

"Ah, mas eu acredito", falei. "Acredito, sim." E contei a ela a história de minha primeira experiência.

Da primeira vez, em Londres, vi as palavras "Recuperação sem eventualidades" escritas em minha ficha — quando, na verdade, minha trajetória fora de vicissitudes e resoluções quase inimagináveis, de mudanças qualitativas (e quase existenciais) que não podiam ser antevistas, que tinham de ser vivenciadas, uma por vez. Nada disso aconteceu da segunda vez: nada foi perdido, ou posto fora de ação; nada foi esquecido, nem precisou ser reaprendido.[2] A recuperação, dessa segunda vez, *foi* sem eventualidades — não teve nenhum dos fenômenos que distinguiram a primeira. O mistério, dessa vez, foi: por que não ocorreram mudanças na percepção e na imagem interna de minha perna? Por que não houve erosão, esquecimento, de sua identidade ou "vontade"? O que fez a primeira ruptura de quadríceps ser uma lesão "ruim" e esta ser uma lesão "boa"?[3]

---

[2] Recebi recentemente uma carta de uma colega neurologista, dra. S. J. Boyson, da Universidade do Colorado, descrevendo a complexa reaprendizagem pela qual ela própria teve de passar depois de uma lesão ortopédica aparentemente simples:

> Há quatro meses sofri uma fratura trimaleolar com ruptura quase total da cápsula articular. Embora eu nunca tenha sentido a alienação total que você sentiu, ainda me refiro a meu tornozelo machucado como "isso", e ainda não confio nele. Achei que a fisioterapia seria uma questão de recuperar a amplitude de movimentos e a força muscular, mas descobri que é necessário muito mais. Também eu precisei reaprender e ensaiar movimentos antes automáticos. Tenho sentido medo de andar de bicicleta ou de entrar em outras situações em que possa precisar de reações rápidas.

A idéia desses movimentos, ela sentia, desaparecera; era preciso "reprogramar" o cérebro com eles. Esse é, de fato, o perigo da imobilidade ou da imobilização ortopédica: movimentos complexos que não são feitos, que não são praticados internamente (e não é possível imaginar movimentos que são fisicamente impossíveis) são esquecidos em semanas (ou menos), e se tornam neurologicamente, ou neuropsicologicamente, impossíveis.

[3] Luria me perguntara em 1974 se eu achava que o fato de a perna afetada ser a esquerda era importante — se, por exemplo, síndromes semelhantes poderiam ocorrer com lesão ou cirurgia na perna direita. Não pude lhe responder na época, embora essa questão me vol-

Um outro evento me intrigou nessa época — uma perturbação diferente da imagem corporal, inesperada, ocasionada de outro modo, mas que lançou luz sobre a grande plasticidade da imagem corporal. Eu sofrera, junto com a ruptura do quadríceps, um deslocamento do ombro direito, que foi, em vez de engessado, enfaixado firmemente. Mas, como sou acentuadamente destro e tenho intensa necessidade de escrever (e como me vi capaz apenas de escrever penosamente devagar e com uma caligrafia graúda de criança com a mão esquerda), gradualmente afrouxei a bandagem em minhas frenéticas tentativas de escrever usando a mão direita. Observando isso, o cirurgião mandou que o braço fosse totalmente imobilizado, engessando-me o ombro. Decorridas poucas horas da colocação do gesso, nasceu em mim a estranha sensação de deformidade, de ausência de ombro, de ter perdido o ombro e boa parte do braço — eu sentia que nunca os tivera, como se houvesse nascido sem eles. Quando me queixei disso, o cirurgião mandou retirar o gesso e pôr de volta a bandagem original, com severas recomendações para que eu usasse só a mão esquerda para escrever. Em uma ou duas horas meu ombro "voltou".

Era como se a imagem corporal pudesse mudar, pudesse adaptar-se, em *horas*, dependendo da mobilidade, do uso, da experiência das partes do corpo. Ela não era uma representação fixa no cérebro, como se poderia pensar vendo a clássica figura do chamado homúnculo sensitivo ou motor. Seria possível, de fato, dada a amputação, inativação ou desaferentação de um membro, que parte dele fosse apagada, e o resto da imagem corporal se expandisse para tomar seu lugar?

Essas idéias, e outras afins, encheram-me a cabeça durante minha estada no hospital, nos dias que se seguiram à cirurgia, pressionando com urgência para serem articuladas. Proibido de escrever com a mão direita, escrevi com a esquerda; alucinado

---

tasse quando me vi, por acaso, como "controle". A pergunta de Luria foi motivada pelo fato de que as síndromes centrais de inatenção e alestesia e alienação (síndrome de Pötzl etc.) geralmente afetam o lado esquerdo do corpo, e são associadas a lesões do hemisfério não dominante, o qual, comparado ao dominante, apresenta um nível muito baixo de consciência. Um nível mais elevado de consciência, Luria se perguntou, impediria que uma síndrome como aquela ocorresse do outro lado?

com a lentidão, tentei ditar. Telefonei a meu editor e contei sobre o acidente. "Ah, Oliver", ele exclamou, exasperado, "você faz qualquer coisa por uma nota de rodapé!"[4]

Mas não consegui tirar a experiência da cabeça, embora a relegasse a uma região remota onde ela pudesse cozinhar em fogo lento inconscientemente. Tinha existido um insistente "por quê?" durante dez anos em minha mente, um "por quê?" nunca respondido, ou resolvido, totalmente no livro. Nunca fui claro sobre o que havia "acontecido" em 1974, e nenhuma das explicações que li, ou que me deram, me satisfez. Eu sofrera alguma lesão no nervo femoral, mas isso poderia, no máximo, causar alguma fraqueza e entorpecimento *local*, e não uma parada motora e sensitiva total, uma amnésia, uma extinção da ideação da perna inteira. O caso todo fora aterrador e traumático, tornara-se objeto de intensas preocupações e ruminações; e no entanto não se pareceu com uma dissociação defensiva, nem com histeria. Se não foi neurológico no sentido clássico (anatômico), nem psiquiátrico no sentido clássico (dinâmico), se não foi nem uma coisa nem outra — então foi o quê?

Na década de 1880, o grande neurologista Charcot propusera uma tarefa a dois de seus pupilos, Babinski e Freud: diferenciar a paralisia orgânica (neurológica) da histérica. As paralisias orgânicas (e as anestesias), Freud constatou, têm padrões que são "estritamente condizentes com a neuroanatomia", com a distribuição estabelecida dos nervos, tratos espinhais e seus centros no cérebro. As paralisias histéricas, em contraste, não obedecem a esses padrões; são expressões não de uma lesão anatômica no sistema nervoso, mas de conceitos e sentimentos gerados por trau-

[4] Em fins de 1983 enviei à *British Medical Journal* uma narrativa para a seção "Curiosidades Clínicas". Gostaram dela, mas a rejeitaram, dizendo que era longa demais. Quando minha mão direita estava imobilizada, enviei-lhes outra "curiosidade clínica", com apenas cinqüenta palavras. Espantaram-se com a brevidade, e imediatamente a aceitaram; mas *como*, eles se perguntaram, alguém prolixo como eu se refreara tão severamente? Quando lhes contei sobre o acidente, e como fui obrigado a escrever com a mão esquerda, comentaram: "Sentimos muito que tenha sofrido o acidente, mas ele operou prodígios em seu estilo!".

ma psíquico, mas então defensivamente dissociados e reprimidos. As paralisias orgânicas têm uma base anatômica, mas não um componente psíquico intrínseco; as paralisias histéricas têm base psíquica ou psicodinâmica, mas não um componente anatômico subjacente. As paralisias orgânicas, para Freud, eram "físicas"; as histéricas (e, por dedução, todas as outras), eram "mentais".

Isso parecia suficientemente claro — uma distinção prática que todos os neurologistas e psiquiatras podiam usar. A histeria freqüentemente era chamada de "a grande mímica", já que as paralisias histéricas com freqüência imitavam as orgânicas, sendo necessário um ato de caracterização e esclarecimento. Mas a questão de Charcot era, em conseqüência, dicotômica e dualista, um apelo para que se distinguissem o físico e o mental. Infelizmente ela teve uma outra conseqüência, talvez impremeditada — a implicação de que *todas* as paralisias e anestesias e não-usos e alienações, se não fossem anatomicamente inteligíveis de imediato, tinham, por exclusão, de ser "histéricas" ou "mentais". Isso desautorizava, tolhia, toda investigação ou compreensão de quaisquer *outros* estados — como a "paralisia reflexa" e os "fantasmas negativos" descritos por Weir Mitchell, e, menos dramático, talvez, mas muito mais comum, o ato de "poupar" os membros que vemos depois de uma lesão, ato esse que pode perdurar muito tempo além da própria lesão (um fenômeno não restrito a indivíduos humanos, mas igualmente observado em um cão, como comentou o dr. W. R., o cirurgião). Isso impedia qualquer investigação real da alienação, da extinção e da anosognosia. Não se admitia nenhum lugar no mapa científico a nenhuma dessas perturbações neurológicas da imagem corporal e do "self".

No exercício da profissão — primeiro como neurologista depois como psicanalista —, Freud não entrou em contato com esses casos, esses fenômenos; mas Babinski sim, especialmente durante a Primeira Guerra Mundial. O livro que Babinski publicou em 1917 reuniu uma massa de observações sobre paralisias, alienações, não-usos e outras síndromes decorrentes de lesões periféricas, síndromes que não podiam ser consideradas orgânicas *nem* histéricas — síndromes, ele supôs, que constituíam "um terceiro reino" e requeriam uma compreensão totalmente diferente. Tais síndromes, Babinski tinha certeza, eram de natureza fisiológica; ele as designava como síndromes fisiopáticas, e intitulou seu livro *Syndrome physiopatique*. Como Weir Mitchell e outros antes dele, Babinski postulou um "choque", uma inibição reflexa (provavelmente sináptica) disseminando-se pela região contígua da lesão e da medula espinhal; mas, em um nível superior, no cérebro, haveria uma perturbação afim da anosognosia, ou falta de percepção de um déficit, que ele fora o primeiro a descrever em casos de lesão no hemisfério direito do cérebro. Ele escreveu em uma época anterior à evolução da concepção de Head sobre o "esquema postural" plástico ou "imagem corporal", e sem uma referência às singulares e distintamente heterodoxas observações que Sherrington vinha apresentando sobre as mudanças diárias de "pontos" sensitivos e motores no córtex de animais de laboratório, que evidenciavam uma inesperada plasticidade do cérebro. As observações de Babinski, como as de Sherrington e as de Head, contradiziam as noções de localização e representação rígidas no cérebro, a noção de uma máquina cerebral rigidamente programada que havia dominado o pensamento do século XIX, e pareciam indicar princípios de organização que eram totalmente diferentes, mais plásticos, mais dinâmicos do que aqueles.

Mas não viria de Babinski, nem de Head ou Sherrington — ou, em uma geração posterior, de Luria ou Leont'ev —, a compreensão dos mecanismos reais cujos princípios eles intuíram. Tampouco eu pude, confrontando minhas próprias experiências em 1974, e refletindo sobre elas (e sobre as de outros pacientes) nos anos imediatamente seguintes, chegar a uma compreensão melhor daqueles mecanismos. Percebi claramente que tais experiências tinham origem fisiológica, mas também que não podiam ser enquadradas no modelo clássico. Ficou claro para mim que precisávamos de uma "neurologia da identidade", uma neurologia que pudesse explicar como diferentes partes do corpo (e seu espaço) podiam ser "possuídas" (ou "perdidas"), uma base neurológica para a coerência e unificação da percepção (especialmente depois de uma perturbação da percepção por lesão ou doença). Precisávamos de uma neurologia que pudesse escapar do rígido dualismo mente/corpo, das rígidas noções fisicistas de algoritmo e gabarito, uma neurologia capaz de fazer jus à riqueza e densidade da experiência, seu senso de cena e música, sua pessoalidade, seu fluxo sempre mutável de experiência, de história, de tornar-se.

Mas não estava claro para mim como essa neurologia poderia tornar-se real, e acabei por criar, no final do livro, como depois acabei refletindo, uma estranha aberração nas místicas águas kantianas do *a priori*. Agora me arrependo, e me retrato, de minha aberração kantiana; mas fui impelido para ela, creio, pelas limitações da fisiologia, e da teoria fisiológica, que não podiam, na década de 1970, abranger minha experiência, ou nenhuma das esferas superiores da percepção e da linguagem. Não fui o primeiro, nem serei o último, a ser induzido dessa maneira.[5]

Minha experiência de 1984, com a perna direita, convenceume de que o *tempo* era um elemento crucial na manutenção (ou dissolução) da imagem corporal. Minha experiência "boa", tão diferente da de 1974, devera-se em parte à sorte (eu estava perto de um hospital quando sofri o trauma, e pude ser operado sem demora) e em parte ao reconhecimento explícito da importância da rapidez em tais casos. Em 1974 era comum prescrever-se um período de repouso na cama, ou de limitação de movimentos, depois de lesões ou amputações de membros, e as perturbações prolongadas da imagem corporal eram relativamente comuns. Em 1984 a técnica estava radicalmente mudada — o paciente com amputação de perna programada recebia uma prótese temporária imediatamente depois da cirurgia, e era incentivado a sair da mesa de operação fazendo uso da prótese; e os pacientes como eu, com lesão na perna, recebiam um gesso que lhes permitia andar, e eram incentivados a usá-lo de imediato. Desse modo,

[5] "Por que é que todos vocês, neurologistas, acabam virando místicos?", perguntoume certa vez a psicanalista Carol Feldman; eis uma questão que mergulha fundo na epistemologia — e na psique. Ver "Neurology and the soul", *New York Review of Books*, November 11, 1990.

descobriu-se, podia-se evitar ou minimizar o hiato na ação, e minimizar a diminuição ou alteração da imagem corporal — percebi por experiência própria que isso ocorria muito rapidamente quando me senti "sem ombro" poucas horas depois de ser engessado. O caráter essencial do tempo passara a ser do conhecimento dos ortopedistas em geral, embora isso ainda não houvesse sido estudado e esclarecido experimentalmente.

E além dessas questões de imagem corporal (pois a imagem corporal pode ser o primeiro construto e autoconstruto mental que existe, aquele que atua como modelo para todos os demais) havia as questões mais gerais sobre a construção de *todas* as categorias da percepção, das estruturas (espacial e outras) nas quais essas categorias são situadas, sobre a memória, sobre a ação, a consciência e a mente — toda uma pirâmide de considerações irradiando-se da imagem corporal.

O avanço técnico que possibilitou as investigações dessas questões (ou pelo menos das mais elementares) foi o uso de grandes conjuntos de eletrodos, que permite registrar a atividade neuronal e suas vicissitudes simultaneamente, em centenas de neurônios, possibilitando o traçado de amplos mapas e campos sensitivos no córtex cerebral de sujeitos vivos, estimulados e capazes de percepção. Tais explorações, tecnicamente impossíveis antes de 1980, estão revolucionando nossa compreensão do cérebro adulto e sua plasticidade; e, em particular, nossa compreensão das perturbações da imagem corporal depois de desaferentação ou amputação, e da recuperação após essas condições. Esse trabalho tem sido realizado especialmente por Michael Merzenich, em San Francisco.

Merzenich e seus colegas examinaram os efeitos de desaferentação sensitiva (enfaixamento e engessamento de mãos, ou corte de nervos sensitivos) e de amputações, bem como de estimulação tátil e uso, sobre a representação da mão no córtex sensitivo. Demonstraram que, com a interrupção de *input* sensitivo na mão, ocorre uma pronta diminuição, ou extinção, de seu mapa cortical, junto com uma pronta reorganização dos *input*s remanescentes. Não existe uma área permanente, reservada para nenhuma parte do corpo, mostram esses experimentos. Não existe uma área fixa da "mão", por exemplo. Se uma mão é desaferentada ou inativada por qualquer período, perde seu lugar no córtex sensitivo. Seu lugar, em horas ou dias, é rapidamente tomado pelos mapeamentos do resto do corpo, e temos então um novo mapa corporal "sem mão" no córtex. A representação interna da parte do corpo inativada ou desaferentada desaparece de maneira inequívoca, total e contínua, sem deixar o menor resíduo ou traço.

Nunca ocorre espontaneamente um revivescimento ou recuperação de um mapa cortical que desapareceu, constatou Merzenich; precisa haver a criação de uma nova organização, induzida por novas experiências, novos estímulos e ações. Portanto, a imagem corporal não é fixa, como suporia uma neurologia mecânica e estática; a imagem corporal é dinâmica e plástica — tem de ser remodelada, atualizada o tempo todo, e pode reorganizar-se radicalmente com as contingências da experiência. "Os mapas de representação cortical em adultos são 'uso-dependentes'", escreveu Merzenich; "operam dinamicamente durante toda a vida." A imagem corporal não é algo fixo *a priori* no cérebro, e sim um *processo* que se adapta o tempo todo à experiência.[6]

Sendo assim, poderíamos nos perguntar, qual a condição de uma mão, uma perna ou qualquer parte do corpo que perdeu sua representação interna? Como seu possuidor se sente em relação à perda? E como ele se comporta? Os neurologistas usam os termos "abandono" e "extinção" para essa situação. Se existe o abandono de uma parte do corpo, ou a extinção do "espaço" ou "campo" pessoal (que invariavelmente acompanha o abandono), o animal ou pessoa afetada simplesmente não nota. O membro abandonado é realmente abandonado: é ignorado, é tratado como se não

---

[6] Mas, sendo assim, poderíamos perguntar, que dizer dos "fantasmas" — aquelas estranhas imagens fixas de membros que podem persistir anos depois da amputação? Imagens fósseis, por assim dizer, sem correspondência com a realidade corrente. Parece provável que os fantasmas sejam mantidos, pelo menos em um grau considerável, por uma excitação periférica contínua (embora patológica) — por exemplo, nos nervos cortados do membro (e talvez mais centralmente); isso fica especialmente claro quando há formação de neuroma no coto do nervo — neuromas tendem a originar fantasmas terrivelmente dolorosos.

fizesse parte do corpo, do self. Os veterinários sabem muito bem disso; um dos fascinantes livros de James Herriot conta que uma vaca, berrando devido a uma obstrução na hora do parto, recebeu um anestésico espinhal. Assim que o anestésico fez efeito, a vaca se acalmou, ignorou a traseira paralisada e anestesiada, e tranqüilamente voltou a mascar seu feno, não dando atenção ao parto de sua cria, ou aparentemente não se dando conta dele. Essa é exatamente a reação dos pacientes quando uma parte do corpo lhes sai da consciência, seja por déficits no cérebro (especialmente no lado direito), seja perifericamente. Encontramos essa característica nos pacientes com tabes, que perderam a propriocepção das pernas; eles tendem a ter as pernas em posições estranhas, desajeitadas — espremidas num canto, caindo de cadeiras; suas pernas se "perdem" ou são "abandonadas" (ou seja, não são notadas) quando deixam de ser objeto de uma atenção visual deliberada.[7] E era isso que acontecia comigo, quando eu não estava prestando atenção — foi assim, de fato, que me dei conta do que estava acontecendo: eu adormecera, e durante o sono inadvertidamente empurrara minha perna engessada até que ela quase saísse da cama. Foi preciso a entrada da enfermeira Sulu, horrorizada, e meu próprio espanto e confusão ao perceber o que acontecera, para mostrar que minha perna me saíra totalmente da consciência, estava sendo "abandonada", tratada como uma "coisa" desvinculada de mim.

Também é assim que ocorre com os macacos de Merzenich — depois de suas mãos terem sido desnervadas, engessadas, for-

---

Se o *input* periférico for interrompido, o fantasma desaparece — observei isso num paciente com um dedo fantasma, que perdeu o fantasma quando perdeu a sensibilidade nos dedos devido a uma neuropatia diabética. Inversamente, estimular um nervo periférico tende a estimular o fantasma, e isso pode de fato ser usado com essa finalidade pelos amputados, que descobrem que podem usar a imagem fantasma para movimentar uma prótese. Também é possível estimular fantasmas, ou fazê-los desaparecer, estimulando ou anestesiando as raízes espinhais correspondentes.

[7] Quando escrevi a edição original deste livro, eu julgava que uma perda de propriocepção fosse condição suficiente para o "desconhecimento" e a "alienação". Hoje suponho que é suficiente para o desconhecimento, mas não para a alienação. Por exemplo, os pacientes com tabes, embora possam "perder" seus membros, não os consideram alheios. E Christina, a mulher "desencarnada" que descrevo em *O homem que confundiu sua mulher com*

temente enfaixadas ou desaferentadas de alguma outra maneira. Eles as tratam com indiferença, talvez sem cuidado, não parecem notá-las.[8] Mas não as fitam com um horror fascinado, não parecem confusos, nem atormentados por uma sensação de anomalia. Terão eles o conceito de "alheio"? Essa sensação de perplexidade, anomalia e horror, a sensação de que uma parte do corpo é alheia, não tem lugar, não tem passado, será então uma reação exclusivamente *humana*, dependente da natureza reflexiva, auto-referente da consciência humana? O trabalho de Merzenich sobre reorganização dinâmica no mapeamento cortical foi feito com macacos — e eu sou um homem. Terá havido algo especificamente *humano* em minha experiência?

Essa auto-referência — termo usado por Israel Rosenfield — pode estar implícita (como quando um animal *age* como um self, mas não reflete sobre si mesmo), ou explícita (quando existe um conceito de self). A forma explícita de auto-referência é a essência da consciência humana, e transforma toda experiência.[9]

---

um chapéu, embora fosse capaz de confundir sua mão com a de alguma outra pessoa quando não a monitorava visualmente (como constatei em várias ocasiões), nunca chegou a considerar alheia sua mão. Para que um membro seja percebido como alheio, pode ter de estar presente não apenas uma perda proprioceptiva, como postula Israel Rosenfield, mas também uma perda da dor e outras sensações (Rosenfield, 1991).

Mas, inversamente, pode não ser necessário haver *alguma* perda sensitiva para que a alienação aconteça. Por exemplo, pacientes com os membros totalmente paralisados pela poliomielite às vezes descrevem seus membros como "alheios" apesar de suas capacidades sensitivas não terem sido afetadas. Tais pacientes podem queixar-se não só de incapacidade de fazer um movimento, mas da incapacidade de *tencionar* fazê-lo, um colapso da própria intencionalidade, embora apenas no que se refere aos músculos paralisados. Como a intencionalidade (em parte) define um "self", esse colapso, ainda que local, pode com efeito fragmentar o sentido do self, separar do resto uma parte do corpo alheia, desvinculada do self.

[8] Um de meus alunos certa vez sofreu uma grave geladura, e sentia que seus dedos haviam sido amputados nas articulações, deixando-o com um punho monstruoso, hediondo, em forma de clava. Quando a anestesia é muito prolongada, há um grande perigo de lesão nas partes abandonadas — razão dos constantes acidentes nas extremidades das pessoas com lepra, doença que destrói as terminações nervosas sensitivas.

[9] "Auto-referência", escreveu Rosenfield (1992), "designa aqui a referência a uma imagem corporal dinâmica. [...] Nosso 'self' é determinado pelos modos como usamos nosso corpo, os movimentos de nosso corpo em si, movimentos que adquirimos com o tempo; e é a essa imagem dinâmica que os estímulos se referem (auto-referência) e é com

Nenhum dos animais mencionados até aqui — a cachorrinha do dr. W. R., a vaca descrita por Herriot, os macacos-da-noite estudados por Merzenich — pode relatar o abandono de partes de seu corpo. De fato, não podemos chamar a atenção deles para isso; eles simplesmente abandonam a parte do corpo, e pronto.[10] Ocorre de modo semelhante, de início, quando um humano tem um membro ferido e abandonado — poupa-o, não faz caso dele, tira-o do pensamento, como eu fiz. Mas se ele prestar atenção, assim que o fizer, as coisas serão diferentes: a parte extinta será percebida agora, mas percebida e descrita como totalmente alheia. Se as questões suscitadas pelo abandono indicam, antes de mais nada, o mapeamento cerebral do corpo no córtex, então as questões muito mais complexas suscitadas pela alienação são indicadores da própria estrutura da consciência.

A estrutura da consciência, em geral, só recentemente foi enfocada pelos neurologistas; com demasiada freqüência, julgavam que a consciência não era problema deles, e sim uma questão que seria melhor deixar para os psiquiatras. Isso, de fato, é um legado do marcante dualismo do século XIX, que dividia os fenômenos em "físicos" e "mentais". Foi aqui, nesse espaço antes inadmissível, que Babinski postulou um "terceiro reino" — um reino onde distúrbios neurológicos orgânicos, objetivos, poderiam ainda assim originar distúrbios da consciência. Babinski estudou primeiramente certas síndromes cerebrais, distúrbios (quase invariavelmente) do hemisfério cerebral direito, distúr-

---

base nela que os estímulos 'fazem sentido'. [...] Cada recordação refere-se não apenas à pessoa ou objeto lembrado, mas à pessoa que está lembrando."

[10] Um cão poderia ter histeria, ou um membro alienado? E um macaco, poderia? E um macaco antropóide? O que é preciso para se ter histeria ou alienação? Tenho o palpite de que um cão não poderia (embora se diga que a cadela chow de Freud tenha tido gravidez histérica, o que teria levado Freud a comentar com ironia: "Isso só poderia ter acontecido na casa de um psicanalista!"). Acredito que um macaco, um macaco-da-noite como os estudados por Merzenich, também não poderia. Mas desconfio que um macaco antropóide, sim, certamente poderia ter alienação de um membro e, com menos certeza mas também possivelmente, ter histeria. Pois tanto a alienação como a histeria, a seus modos bem diferentes, dependem da presença de uma consciência auto-referente de ordem superior — um sentido explícito do self — de um tipo que parece estar presente nos macacos antropóides, mas não em animais inferiores. Assim, caracteristicamente, os macacos antropóides podem reconhecer-se no espelho, ao passo que os outros macacos e os cães, não.

bios que extinguiam a percepção da metade esquerda do corpo (e seu "espaço") — o chamado abandono unilateral ou hemiinatenção. Tais bissecções internas do corpo e de seu espaço são uma visão extraordinária e extremamente impressionante. Esses pacientes, pode-se dizer, vivem em um meio-universo, sem se darem conta de que é um meio-universo (porque, para eles, esse universo é completo, não bissecionado). Assim, comumente, a percepção, a idéia, a memória, do que é "lado esquerdo" desaparece.[11] "Quando o abandono é grave", escreveu o neurologista M.-Marcel Mesulam, "o paciente pode comportar-se como se metade do universo houvesse abruptamente deixado de existir em qualquer forma significativa. [...] Os pacientes com abandono unilateral comportam-se não só como se nada realmente estivesse acontecendo no hemiespaço esquerdo, mas também como se não se pudesse esperar que algo importante acontecesse ali."

Como as pessoas com hemiinatenção não têm noção de seu abandono, ou anosognosia, não podem descrevê-lo nem relatá-lo, por mais inteligentes que sejam; assim, para nossa aflição, essas pessoas não são capazes de contar como é a experiência. Tais pacientes não vivenciam uma lacuna ou divisão na consciência, e sim apresentam uma consciência radicalmente *reorganizada*, e essa nova consciência é vivenciada como completa e inteira.

É somente no caso de um cérebro humano intacto, diante de um abandono ou extinção de origem periférica, que todas as capacidades de atenção e consciência de ordem superior podem se concentrar sobre o fenômeno. A anosognosia é inacessível à introspecção, ao discernimento ou ao relato.[12] Mas a alienação *pode* ser percebida, e relatada, com toda a capacidade de reflexão que um paciente possui; e isso confere à alienação uma posição

[11] Descrevo um desses pacientes em "Olhar à direita!", em *O homem que confundiu sua mulher com um chapéu*.

[12] Isso também se aplica, mas de modo bem diferente, à histeria. Assim, o histérico, embora se queixe de suas paralisias, anestesias etc., continua sem noção de que elas se originam nas mudanças de afeto e conceito, sem noção das mudanças em sua consciência. De fato, se essas mudanças patogênicas puderem ser trazidas à consciência, a histeria desaparecerá; portanto, a histeria depende de as mudanças patogênicas não afluírem à consciência — embora em uma forma bem diferente da que se vê na anosognosia.

única, sem paralelos na neuropsicologia, uma capacidade única de indicar a estrutura básica da própria consciência (pois a consciência, nesse caso, está observando a si mesma, é capaz de observar uma forma específica de colapso em si mesma).

Um paciente com essa alienação pode descrever minuciosamente o paradoxo central da alienação — a sensação de que a parte alienada é desvinculada do self. Ele é capaz de observar a perturbação da memória, a paradoxal "amnésia" que contraria o que ele sabe. É capaz de comentar sobre a perturbação do espaço pessoal (que um paciente com agnosia apresenta, mas não vivencia). Pode expressar um estado de radical perplexidade, um total colapso de seu senso interno de identidade, memória, "espaço"; mas isso restrito à esfera de um membro, enquanto o resto da consciência permanece intacto e completo. Foi exatamente isso que vivenciei.

Essas mudanças fenomenológicas requerem uma formulação baseada não em sistemas, mas no self; requerem uma neurologia da identidade; requerem uma teoria da identidade, memória, "espaço", que possa concatenar todos esses fatores, mostrar que são inseparáveis, aspectos de um processo global, único. Precisam, em suma, de uma teoria *biológica* da consciência — mas isso não estava disponível a mim nem a ninguém na década de 1970.

Assim permaneceu o problema por muitos anos, até que tomei conhecimento do trabalho de Gerald Edelman, suas caracterizações de consciência "primária" e de "ordem superior" e sua possível base neuronal. Não ocorre, claramente, um mero registro de mudanças internas, como poderiam ser fornecidas por mapeamento e categorização sensitivos; ocorre também uma comparação — uma comparação do presente com o passado, com o que é lembrado. A consciência primária é esse processo singular — é consciência que emerge, supõe Edelman, de categorização perceptiva, memória, aprendizado e discriminação de self/não-self. E dessa consciência primária evolui no homem uma consciência de ordem superior, com os poderes de linguagem, concepção e pensamento. A consciência, assim concebida, é essencialmente pessoal; é vinculada essencialmente ao corpo vivo real, sua localização e pressuposição de um espaço pessoal; e é baseada na memória, em uma recordação que continuamente se reconstrói e se recategoriza. Identidade, memória e espaço, para Edelman, andam juntos; juntos compõem, definem, a consciência primária. Mas foram precisamente essas três coisas que desapareceram quando minha perna se tornou alheia. Sucumbiram e desapareceram juntas, deixando um abismo ou buraco, um buraco na memória/identidade/espaço.

Esse buraco na memória/identidade/espaço, pude então interpretar como um buraco no que Edelman denomina consciência primária. A consciência de ordem superior se empenhou arduamente em compreender isso, usando todos os conceitos e a linguagem de que dispunha. A consciência de ordem superior fitou o abismo, conseguiu fornecer conceitos ou palavras para o que viu (o "alheio", o "anômalo", o "sem-lugar", o "sem-passado"), mas nada pôde fazer a respeito. E também não pôde, de modo nenhum, substituir tudo aquilo; eu podia usar o construto simbólico e lingüístico de "perna", mas isso não tinha para mim nenhuma realidade subjetiva. A consciência de ordem superior é baseada na consciência primária, e só pode transmiti-la e refletir sobre ela, o que significa simbolizá-la, aqui, com metáforas do não-ser. "Nada é mais real do que nada", Beckett nos lembra.

"Observações neuropsicológicas proporcionam uma oportunidade singular para testar teorias da consciência com base em perdas de modalidades específicas e efeitos da doença sobre memória, linguagem e habilidade", salientou Edelman. Acontece que o mais simples desses testes é a sensação de alienação, que nos mostra, por ausência, a estrutura da consciência. A alienação é uma perda focal de consciência primária como é percebida por uma consciência humana de ordem superior.

Pode parecer muito surpreendente que um distúrbio local, e periférico ainda por cima, possa causar uma grande perturbação da consciência. Mas isso é porque não temos, até agora, uma teoria "de baixo para cima" da consciência, não entendemos suas origens biológicas nos processos perceptivos e seus mapeamentos no organismo. Alterações nas áreas receptoras primárias — distúrbios do mapeamento local — são causa suficiente para alterações da consciência, Edelman nos mostrou; não é necessário invocar nenhuma causa adicional, como por exemplo uma neurose ou psicose coexistente, "de cima para baixo".[13]

Ocorre, de fato, uma dissociação na alienação. Leont'ev e Zaporozhets a denominam "dissociação de sistemas gnósticos", mas na realidade se trata de uma dissociação da consciência, entre uma consciência primária que é extinta totalmente mas em âmbito local e uma consciência superior que pode compensar de algum modo, ainda que tênue e insatisfatório. (Coisa semelhante acontece com pacientes que sofreram ruptura total da medula espinhal; eles perdem toda a consciência primária do corpo abaixo da lesão, mas mantêm um conhecimento formal, "factual", de que essa parte de seu corpo existe.) Nesse sentido, *Com uma perna só* não é apenas a história de uma perna, mas um relato, em primeira mão, de como é a consciência primária; um relato que só a experiência da alienação, e nada mais, pode permitir.[14]

A consciência primária normalmente é indivisível, é claro — ela é automática, oculta-se, como tudo o que é normal. É sua presença, paradoxalmente, que a oculta. E é só quando ela entra em

---

[13] As síndromes neuropsicológicas são distúrbios "de baixo para cima", nos quais um distúrbio neurológico de nível inferior causa um distúrbio psicológico de ordem superior. A histeria, em contraste, é um distúrbio "de cima para baixo", no qual a perturbação primária ocorre no nível superior, na consciência de ordem superior, que é simbólica e lingüística; quaisquer perturbações em níveis inferiores são secundárias àquela. Ocorre uma perturbação primária do mapeamento local e da consciência primária na alienação, mas eles não sofrem perturbação primária na histeria. (Evidentemente, poderia haver alguma perturbação secundária.) A consciência de ordem superior (que inclui o "inconsciente" psicanalítico) é carregada de afetos intensos e específicos na histeria, ao passo que fica meramente perturbada na alienação.

[14] Nunca podemos conhecer diretamente a consciência primária, salienta Edelman; só podemos conhecê-la por meio da consciência de ordem superior. Os animais que não possuem consciência de ordem superior podem experimentá-la diretamente, mas não são capazes de descrevê-la. Se existe uma situação na qual um ser humano é capaz de informar sobre a consciência primária pura sem a interferência da consciência de ordem superior, aventou Edelman, essa situação será a de um paciente com o "cérebro dividido", no qual o hemisfério direito foi desligado cirurgicamente do esquerdo. Tais pacientes podem descrever percepções (do lado esquerdo do corpo, da metade esquerda do campo visual) sem que elas sejam moduladas pelas capacidades lingüísticas e reflexivas do hemisfério esquerdo.

colapso, gravemente, que pode tornar-se, que de fato se torna, objeto de atenção. Isso se aplica a todas as patologias — na forma negativa do distúrbio, torna-se gritantemente (às vezes pavorosamente) visível o que normalmente fica escondido. Por esse motivo Hipócrates, há 2500 anos, disse que as "patografias" têm o poder paradoxal de erguer o véu, de revelar a normalmente oculta estrutura do corpo e da mente.

No entanto, tais patografias — das vicissitudes da consciência conforme se relacionam com males neuropsicológicos — são raríssimas, quase inexistentes. "Tais síndromes são comuns", Luria me escreveu, referindo-se à alienação, "mas só muito raramente são descritas."

"Por favor, publique suas observações", ele prosseguiu. "Isso contribuirá para alterar a abordagem veterinária dos distúrbios periféricos." Uma abordagem puramente "veterinária", estava claro para ele, não podia sequer começar a compreender tais distúrbios, pois a alienação não pode ser medida, filmada ou vista; só pode ser *relatada*, por quem a vivencia, um observador humano consciente. Mas a neurologia é em grande medida um ramo veterinário — lida quase exclusivamente com o que pode ser medido e testado; quase nunca com a experiência interna, a estrutura interna, a subjetividade, do sujeito. Orgulha-se de conseguir excluir esses fatores, de ser uma ciência totalmente "objetiva", de ocupar-se totalmente (como a física) do público, do visível, do demonstrável. Exclui os estados mentais, a consciência, porque são "subjetivos" e "privados" e não podem ser comprovados nem validados do modo convencional. Não se admitem termos "pessoais" na neurologia — "consciência", quando usado, denota apenas uma vigilância generalizada, como a que fica prejudicada no estupor ou coma. Não temos uma "neurologia da identidade".

Contudo, sempre esteve intuitivamente claro — e agora está se tornando formalmente claro — que não somos, em nenhum sentido, máquinas ou autômatos impessoais; que toda experiência, toda percepção, é auto-referente desde o princípio; que nossas memórias não se parecem absolutamente com as memórias dos computadores, sendo, isto sim, organizações e categorizações da experiência pessoal; que "espaço" e "tempo" não são o espaço e o tempo da física, mas o espaço e o tempo que têm como referência nós mesmos. Não existe representação de "espaço" abstrato no cérebro — apenas de nosso "espaço pessoal" próprio, individual (como demonstrado muito claramente no fenômeno da extinção de hemiespaço, uma bissecção de um modelo *pessoal* do mundo). E está claro, sobretudo, que nosso corpo é pessoal — que é o primeiro definidor do ego ou self. ("O ego é sobretudo um ego corporal", escreveu Freud.) A neurologia baseia-se ainda em um modelo mecânico, mesmo na neuropsicologia de "sistemas" de Luria e Leont'ev. O modelo mecânico remonta a Descartes, à sua divisão dicotômica entre corpo e alma, sua concepção do corpo como um autômato, com um "eu" que sabe-tenciona pairando de alguma forma sobre o corpo.

Mas a experiência clínica e pessoal — uma experiência como a que relato neste livro — é totalmente incompatível com essa dualidade; ela mostra a falência do modelo clássico, e a necessidade de uma neurologia pessoal, para que nos demos conta de que nossos nervos e cérebro são nossos desde o princípio, e que em suas percepções e categorizações, memórias e modelos, e em seus níveis emergentes de conceito e consciência, eles continuem a ser nossos, a ser auto-referentes em todos os aspectos.

Cabe à neurologia agora dar um grande salto — saltar do modelo clássico, mecânico, que adotou por tanto tempo, para um modelo de cérebro e mente totalmente pessoal, auto-referente. Há muitos sinais, agora, de que essa transformação pode ocorrer. E, se ocorrer, como Edelman gosta de salientar, será a mais fundamental revolução de nosso tempo — tão revolucionária quanto a ascensão da física, do pensamento galileano, quatrocentos anos atrás.

BIBLIOGRAFIA COMENTADA

As primeiras descrições claras de paralisia, "choque" e alienação de membros em conseqüência de lesão periférica foram feitas por Silas Weir Mitchell, G. R. Morehouse e W. W. Keen em *Reflex paralysis*, circular (Nº 6) distribuída pelo departamento de saúde pública (Surgeon General's Office) em 10 de março de 1864. (Foi reimpressa, com uma nota introdutória, por J. F. Fulton, em 1941, Historical Library, Yale University School of Medicine.)

J. Babinski (em co-autoria com J. Froment) publicou duas monografias sobre histeria ("pitiatismo") e sobre as conseqüências centrais de lesões periféricas ("fisiopatias") vistas na Primeira Guerra Mundial. Os dois autores posteriormente publicaram as monografias em um único volume intitulado *Hystérie-pithiatism et troubles nerveux d'ordre réflexe: syndrome physiopatique* (Paris: Masson, 1917). Uma tradução (de J. D. Rolleston) foi publicada em Londres no ano seguinte, pela University of London Press.

A incomparável descrição feita por Henry Head da formação dos esquemas posturais ("imagens corporais") no cérebro pode ser encontrada em seu grande livro *Studies in neurology* (Oxford: Oxford University Press, 1920), v. 2, especialmente nas páginas 605-8, 669, 722-6 e 754.

A. N. Leont'ev e A. V. Vaporozhets publicaram seus estudos sobre "amputação interna" e alienação (em conseqüência de lesões e cirurgia na mão) em *Rehabilitation of hand function* (edição russa original, 1948; edição inglesa traduzida por Basil Haig, ed. W. Ritchie Russell, Oxford e New York: Pergamon Press, 1960). Considero esse livro um perfeito tesouro de descrições fenomenológicas e de formulações neuropsicológicas extraordinariamente perspicazes.

O livro de Gerald M. Edelman *The remembered present: a biological theory of consciousness* (New York: Basic Books, 1990) apresenta uma teoria neurobiológica unificada que abrange toda a realidade da percepção, memória, aprendizagem, linguagem e consciência como a conhecemos — uma teoria como aquela sonhada por William James, mas que só na última década do século XX caminha para tornar-se realidade.

Israel Rosenfield apresentou críticas muito originais e radicais da neurologia, e novos modos de ver as síndromes neurológicas. Seu livro mais recente é *The strange, familiar and forgotten* (New York: Knopf, 1992). Em uma parte desse livro ("The counterfeit leg and the bankruptcy of classical neurology") ele dedica considerável atenção aos fenômenos que descrevo em *Com uma perna só.*

Devo acrescentar, talvez, para fins bibliográficos, que escrevi sobre minha experiência "da perna" três vezes antes da publicação de *Com uma perna só*: com algum detalhamento em "The leg" (*London Review of Books*, 17-30 June, 1982, pp. 3-5); muito brevemente em "The nature of consciousness", publicado na *Harper's Magazine*, December 1975; e em "The bull on the mountain", *New York Review of Books*, 28 June, 1984. Mais recentemente, discorri sobre imagem corporal em *O homem que confundiu sua mulher com um chapéu*, especialmente em "A mulher desencarnada", "Mãos", "Fantasmas", "Olhar à direita!" e, obviamente, em "O homem que caía da cama"; e em um artigo, "Neurology and the soul", publicado em 22 de novembro de 1990 na *New York Review of Books*, e mais recentemente em "Making up the mind", *New York Review of Books*, 8 April, 1993.

AGRADECIMENTOS

Sou profundamente grato aos médicos, fisioterapeutas, enfermeiras e outros que tanto se esforçaram para cuidar de mim quando fui um paciente "impossível". Também agradeço ao dr. Henry Fleck, que posteriormente realizou estudos elétricos de minha perna lesada. Quero agradecer, ainda, a uma série de preparadores de texto — Mary-Kay Wilmers, Robert Silvers, Ileene Smith, Kate Edgar, Jim Silberman e, sobretudo, Colin Haycraft — por sua ajuda na elaboração deste livro (uma tarefa editorial particularmente difícil, pois os originais continham 300 mil palavras). Foi um prazer especial poder, quase vinte anos depois, retornar a alguns enigmas suscitados pela experiência original de 1974 com a idéia de que agora eles poderiam ser "resolvidos". Tenho uma dívida imensa para com Israel Rosenfield por sua estimulante discussão sobre questões que emergiram de meu posfácio de 1993, e por compartilhar abertamente suas idéias comigo. E uma dívida sem igual para com Jonathan Miller por me sugerir o título *A leg to stand on*.

ESTA OBRA FOI COMPOSTA EM TIMES PELA SPRESS E IMPRESSA
PELA GEOGRÁFICA EM OFSETE SOBRE PAPEL PÓLEN SOFT DA
COMPANHIA SUZANO PARA A EDITORA SCHWARCZ EM JANEIRO DE 2003